AF611080

SORCIER MALGRÉ LUI

PARIS

IMPRIMERIE BALITOUT, QUESTROY ET Cᵉ

7, RUE BAILLIF, ET RUE DE VALOIS, 18

UNE PAGE NOUVELLE DE MAGNÉTISME

SORCIER

MALGRÉ LUI

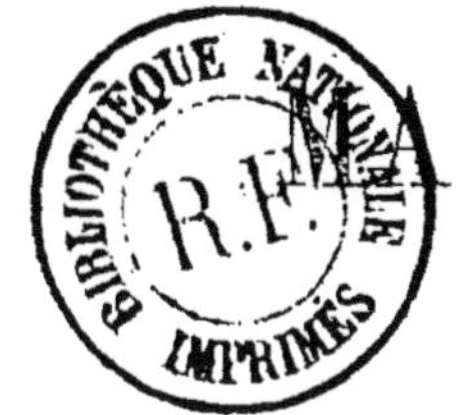

PAR

G. EDARD

MEMBRE DE LA SOCIÉTÉ MAGNÉTIQUE DE PARIS

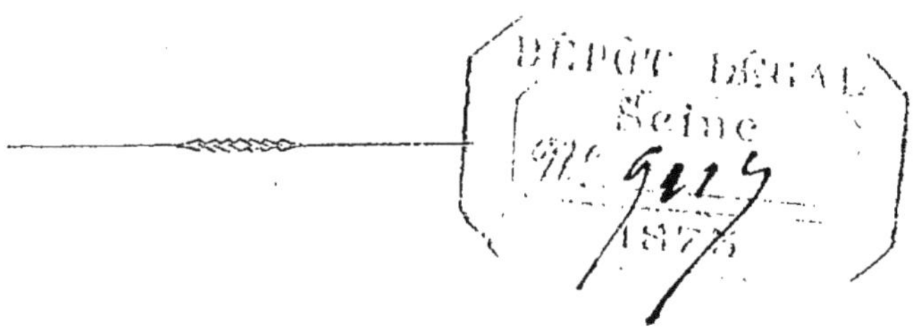

PARIS

CHEZ L'AUTEUR, 69, RUE DES FEUILLANTINES

CHEZ GUÉRIN, LIBRAIRE

5, RUE BONAPARTE, 5

ET LES PRINCIPAUX LIBRAIRES

1875

A MONSIEUR LE BARON

DU POTET DE SENNEVOY

PRÉSIDENT D'HONNEUR

de la Société de Magnétisme.

Hommage très respecteux,

G. EDARD,

Membre de la Société de Magnétisme
de Paris.

LETTRE DE M. LE BARON DU POTET A L'AUTEUR

Paris, 4 novembre 1875.

Mon cher Édard,

J'accepte l'honneur que vous avez bien voulu me faire de la dédicace de l'ouvrage que vous allez publier.

Je vous avais prévenu, mon cher ami ! Plusieurs fois, je vous ai dit : « Accepter une vérité, telle que » celle du Magnétisme et la défendre, c'est choisir une » vie de souffrances à supporter jusqu'au jour où cette » vérité doit triompher. »

Partout, sur votre chemin, vous allez rencontrer un ennemi puissant, prêt à vous poursuivre et souvent à vous condamner.

Je vous en parle savamment, moi, dont la vie fut presque un martyre. J'ai souffert aussi ! J'ai eu des procès ! On a prêché contre moi sans me connaître ! On m'a signalé comme un suppôt de Satan, puis comme un charlatan, comme un homme dangereux qu'il fallait détruire.

Quand une vérité déplace des intérêts, quand elle détruit des préjugés, quand elle tend à éclairer les hommes, malheur au novateur qui se charge de cette tâche, sa vie n'est qu'un combat.

Mais vous, mon cher ami, vous trouvez une route, sinon unie, du moins frayée, car beaucoup déjà y ont marché : moi, j'arrachais les épines, c'était mon lot !!

Bon courage, persévérance, nous avons pour nous, le temps et la vérité. Celle-ci est immortelle, elle vient de Dieu et ne peut pas périr.

Ne comptez pas sur la reconnaissance des hommes de votre temps, sur l'encouragement que vous devriez recevoir de la science ; tout vous fera défaut.

Allez ! suivez votre destinée, accomplissez la mission que vous avez acceptée ; plus tard, comme à moi, on vous rendra justice, peut-être même nous rencontrerons-nous dans un monde meilleur, *car la vérité que nous enseignons atteste l'immortalité de l'âme humaine, une survivance* que la science ne soupçonne pas, et les hommes chargés d'enseigner cette croyance paraissent trop faibles pour en convaincre les autres.

Adieu, je lirai avec un plaisir extrême votre ouvrage, et comptez sur moi pour vous soutenir dans cette lutte.

Baron **DU POTET**,

90, rue du Bac.

PRÉFACE

PRÉFACE

AU LECTEUR

Un mot de causerie, ami lecteur, avant de parler de choses plus sérieuses. Que l'on soit sorcier, ou que l'on ne soit pas sorcier, il est possible de se comprendre, bien que parfois tout semble dépendre du sens des mots.

Mais il le faut avouer, notre langue nationale est bien singulière et son emploi peut donner lieu aux plus étranges malentendus : Entre amis, l'inconvénient est moins grave, mais supposons hostilité ou malveillance entre compatriotes ; intérêts considérables entre rivaux ; quelque chose qui menace les revenus traditionnels et la certitude des bénéfices à percevoir.

Alors? le français (j'entends la langue) peut devenir une arme terrible aux mains de l'adversaire.

Donc, à cet ouvrage, devant traiter de ma personne, de mon procès, du bruit que l'on a bien voulu faire autour de mon nom, de la méthode de guérison que j'emploie et des appareils dont je suis l'inventeur, il fallait un titre.

Alors j'ai donné à ce livre, comme titre, le mot que l'on m'avait jeté comme une injure : *Sorcier !!!*

Mais en ajoutant « *malgré lui !* » autre genre d'hommage dont on a bien voulu m'honorer.

Sorcier, malgré lui!!!

Allez donc, ami lecteur, dire à quelqu'un de votre entourage, voire même de vos intimes (supposons un journaliste) ; Mon cher, avec votre littérature, vos phrases, vos mots sonores, c'est égal, vous n'êtes par sorcier !! Et je vois d'ici l'effet de la phrase !!

Allez dire de cet autre (supposons ce que vous voudrez, un savant, par exemple) : avec ses pilules, ses cataplasmes, ses alambics et ses cornues ; ses analyses chimiques et ses expertises légales, il ne me fit jamais l'effet d'un sorcier ! L'effet produit sera le même.

Usez de ces termes en parlant d'un troisième, connu par ses réquisitoires, ses procès-verbaux et ses enquêtes. Et..... cette fois..... je ne voudrais pas affirmer qu'une citation à comparaître, pour manque de respect envers l'autorité, ne vînt vous rappeler que la langue française est difficile à manier.

Dire à quelqu'un : *Vous n'êtes pas sorcier,* est donc lui adresser une insulte.

Modifions l'hypothèse en supposant les mêmes personnalités.

Vous dites : Ces hommes sont extraordinaires, ils obtiennent des résultats surprenants ; ils sont de vrais sorciers.

Eh bien ! vous le voyez, plus de visages irrités, satisfaction sur toutes les figures : enchantement général sur toute la ligne.

Vous aurez, par ces mots, rendu hommage au talent, à l'éloquence, au savoir, à la chimie, à la littérature ; que sais-je ? Vous aurez salué le génie! du moins on le croira ; j'entends les intéressés !

Celui-ci entrevoit un journal quotidien, une grande rédaction, les succès littéraires ! *Il est sorcier !*

Cet autre se voit, dans l'avenir, effaçant d'Aguesseau, se classe par avance parmi les gloires immortelles du barreau français ! *Il est sorcier !*

Ce troisième attache son nom à d'indéfinissables combinaisons chimiques que l'Académie recommandera spécialement aux disciples d'Hippocrate pour l'usage des malades, qui ne s'en trouveront pas mieux ! *Il est sorcier !*

Selon son emploi le mot : *Sorcier !* peut être

éloge ou blâme, injure ou louange, insulte grave ou hommage rendu au mérite. Mais c'est ici que la langue française peut devenir tout à fait traîtresse, pour parler comme un poète.

Que penser quand on vient dire à un homme ?

C'est vrai, vous n'êtes pas sorcier, il le faut avouer, car vous n'êtes ni écrivain ni apothicaire, ni médecin, ni magistrat, vous n'avez pas de diplôme, vous n'avez pas de grades ; vous n'êtes qu'un inconnu !!!

De quel droit venez-vous troubler ce pays, en attirant sur votre personnalité l'attention générale? On naissait, on vivait, on mourait tranquillement à Soulac, Lesparre, Hourtin et autres lieux.

Les médecins soignaient leurs malades, qui ne s'en portaient pas mieux, au dire de ces derniers; les pharmaciens vendaient chèrement leurs préparations et leurs remèdes, qui ne produisaient aucun effet.

Les fiévreux continuaient de souffrir de leur fièvre, les paralytiques de leurs paralysies : Le sang, le foie, la rate, les humeurs, les 1,500 maladies classées par la Faculté de médecine opéraient paisiblement leurs ravages en toute paix et tranquillité. De quel droit êtes-vous venu troubler ce calme et apprendre au malade à se plaindre de l'incurie, de l'impuissance ou de l'ignorance de son médecin ?

Le malade, vous le savez, est la propriété légale, l'inviolable revenu du docteur et de l'apothicaire, jusqu'à ce qu'il devienne, à l'époque du testament et de la mort celui du notaire et du ministre qui rend les derniers devoirs à sa dépouille.

Voilà l'ordre des choses, à Soulac, Lesparre, Hourtin et autres lieux, et ne l'ayant pas compris, vous prouvez par cela même que vous n'êtes pas sorcier.

Et pendant ce temps, ami lecteur, car cet homme était celui-là même qui écrit ces lignes, les malades affluaient vers ma demeure ou me faisaient appeler près de leur lit de souffrance.

On leur disait : Mais cet homme n'a pas de diplôme; que leur importait ! mais cet homme n'est pas médecin; tant mieux, répondait le malade ! mais cet homme ne fait pas payer ses conseils, donc il ne peut pas vous soulager! Et rien n'y faisait; le père amenait sa famille, l'ami son ami, et la voie publique appelait *guérisseur*, celui qui, sans diplôme et sans la médecine, rendait la vie et la santé aux malades abandonnés par les médecins et les Facultés.

On allait peut-être dire : Enfin, décidément, il est sorcier !!! Mais c'est alors, ami lecteur, qu'intervint la Faculté de Droit, pour prêter aide et assistance aux diplômés des Facultés de Médecine et de Pharmacie qui se trouvaient aux abois, et la susdite Faculté, dans la personne de M. le procureur de la République de Lesparre, vint me signifier que bien que je ne fusse pas sorcier, mais un ignorant, un homme de rien; bien que je n'eusse aucun diplôme, chose requise pour être sorcier :

Que cependant lui, Procureur, allait me poursuivre comme sorcier, bien que je ne le sois guère!

Or, ami lecteur, tous le savent, je ne suis qu'un magnétiseur, mes succès retournent entièrement au magnétisme que j'emploie seulement: Les guérisons et les soulagements obtenus près des malades les plus désespérés sont seulement à la gloire de la puissance magnétique, dont je ne suis que l'obscur instrument!

Mon procès devant le tribunal de Lesparre et l'appel du procureur général près la Cour de Bordeaux, ne sont donc qu'une page nouvelle ajoutée aux annales du magnétisme militant, à l'histoire des luttes qu'il a dû livrer à la médecine officielle, si souvent impuissante auprès du malade, mais toujours intraitable si l'on touche à ses privilèges protégés par la loi.

Traiter gratuitement, soulager et guérir par le magnétisme et ses applications, peut s'appeler en droit : escroquerie.

Ruiner le corps par les drogues fournies par un apothicaire diplômé et que prescrira un docteur diplômé ; enlever le reste de vie et de forces par les remèdes légaux s'appelle, en droit, médecine officielle, et cette dernière a l'appui de la justice, malgré le vœu de Royer-Collard.

Gardez-vous donc, ami lecteur, d'être sorcier même malgré vous !

Autrefois on brûlait, aujourd'hui on poursuit, mais la vérité continuera de se faire jour. C'est elle qui engendra les grands sorciers.

I

MON PROCÈS

« Et moi, je dis : Quiconque connaissant les moyens de soulager les souffrances de son frère, le laisse souffrir, est le bourreau de son frère. »

(F. DE LAMENNAIS, *Paroles d'un Croyant.*)

SORCIER MALGRÉ LUI

CHAPITRE PREMIER

MON PROCÈS

Près l'embouchure de la Gironde, à l'endroit où ce fleuve vient se déverser dans la mer, après avoir opéré sa jonction avec la Dordogne, se trouve une pointe de terre appelée Soulac-les-Bains.

Jadis, raconte l'histoire, Soulac possédait une riche abbaye et de nombreuses habitations qui furent ensevelies sous les sables.

Depuis quelques années, on a poursuivi la résurrection de l'antique cité, autour de l'église Notre-Dame exhumée de son linceul sablonneux, on l'a vu renaître la vie et le mouvement.

Des travaux considérables ont été entrepris afin de consolider les dunes et d'opposer une digue à ce flot mouvant, toujours envahisseur.

Soulac voit, depuis l'inauguration du chemin de fer du Médoc, affluer les étrangers, et, chaque dimanche, la ville de Bordeaux envoie ses nombreux habitants égayer cette plage sablonneuse, qui n'était qu'un désert il y a peu d'années.

Après plusieurs voyages, j'étais donc venu à Soulac en octobre 1873, appelé comme géomètre pour diverses négociations et expertises de terrains.

Poursuivant toujours mes espérances secrètes, de découvrir en France la substance base de mes appareils brevetés (1), et que, jusqu'alors, je tirais de la Réunion, un heureux hasard me fit découvrir, mélangé dans une forte proportion au sable de la plage, la combinaison chimique dont j'avais un si vif désir de faire la découverte : celle-là même dont le journal *la Province* avait parlé dans son numéro du 19 septembre 1872, et qu'un savant de Pauillac, dit cet article, avait démontré, par l'analyse, « n'être pas formé de grains de fer magnétique ; mais d'un silicate de fer, de ce qu'on appelle de la fayalite. »

A propos de ce sable, *la Province* du 19 septembre 1872 publiait, d'après les *Débats*, l'article suivant :

Il y a sable et sable dans les dunes : Il y en a un que tout le monde connaît, le sable quartzeux gris, pailleté de mica, que l'on rencontre dans tous nos bains de mer du nord ; mais il en est un autre qui se reconnaît facilement à sa teinte noirâtre et qui trace des sillons capricieux le long de la plage de *Grave*.

(1) Le brevet est en date du 7 janvier 1875, date du dépôt ; délivré le 8 avril 1875.

Que de personnes sans doute ont marché dessus sans savoir ce qu'était ce sable?

Les géologues et les minéralogistes du Congrès en emplissaient respectueusement de petites boîtes. Un professeur de l'École polytechnique en bourrait ses poches. Est-ce du sable aurifère? demande en souriant un membre de la section d'économie politique? *C'est simplement du sable chargé d'oxyde magnétique de fer, répondit un botaniste, à ses heures de loisir minéralogiste et* PHYSICIEN. En effet, comme les autres, il plongea ses mains dans le gisement.

Ce n'était pas du sable chargé d'oxydule de fer, ce n'était pas du sable aurifère, c'était encore mieux, s'il vous plaît!

C'était un amas de pierres précieuses les plus fines et les plus recherchées, un sable gemmifère composé de rubis, de grenats, de corindons, de zircons, de péridots ferrugineux, etc.

Nous ramassions des pierres gemmes à pleines mains!

Je me hâte d'ajouter, pour ceux qui voudraient faire immédiatement le voyage, que ces pierres sont si petites, si microscopiques qu'il en faudrait des centaines de chacune d'elles pour composer une pierre marchande.

Otez de l'œil la loupe et l'illusion s'en va! Au lieu de pierres d'un éclat éblouissant il ne vous reste plus qu'un sable noir et sale.

Ce sable n'en est pas moins curieux au point de vue géologique et minéralogique. C'est un savant de Pauillac, *M. L. Périer,* qui, le premier montra par l'analyse, *qu'il n'est pas formé de grains de fer magnétique, comme on aurait pu le croire, mais d'un silicate de fer, de ce qu'on appelle de la fayalite :* minéral assez commun dans les sables des Açores.

(*Compte rendu de l'Association française pour l'avancement des sciences, session de Bordeaux, séance du* 17 *septembre* 1872.)

Article Henri de Parville, tiré des *Débats.*

Mais n'allez point croire que le séjour à Soulac-les-Bains me fît oublier le magnétisme et le but humanitaire que poursuivent les disciples de Mesmer : Un magnétiste possède un feu sacré ; celui-là même, qui peut rendre si belle la mission du médecin oublieux de ses intérêts pour ne songer qu'à la souffrance qu'il pourra peut-être calmer.

Des malades vinrent à moi. J'allai aux malades. Je les magnétisai et Dieu les guérit ou soulagea leurs douleurs.

Il est peu de populations où la maladie sous toutes ses formes n'ait créé comme une coterie à part, une nation dans la nation, une famille dans les familles :

C'est cette classe innombrable de ceux qui courent après la santé, tant la vie naturelle à l'homme donne à l'être organisé le génie de la recherche du soulagement lorsqu'il souffre.

L'électricité transporte la pensée à distance avec une prodigieuse rapidité : la lumière apporte à l'œil l'impression des images avec une vitesse inconcevable.

Eh bien ! ceci aidera à faire comprendre pourquoi la possibilité d'une guérison, l'espoir de la vie se propagent d'une façon inexplicable, entre les hommes qui souffrent et qui pleurent, dans cet hôpital immense qu'on appelle l'humanité.

« **Je le pansai, Dieu le guarit,** disait AMBROISE PARÉ. »

Je les magnétisai, ils reprirent espérance, et beaucoup furent guéris.

Et voilà comment, sans l'avoir prévu, sans l'avoir voulu, quand je m'applaudissais de n'avoir pas été inutile à mes frères, quand j'étais heureux d'avoir versé dans leur cœur, espoir et consolation, dans leur corps, la force et la vie, dans leurs âmes, le courage et l'énergie :

Je me suis trouvé sur les bancs de la police correctionnelle.

Coupable peut-être d'avoir eu pour des concitoyens et des Français malheureux, cette commisération et ce mouvement sympathique de l'âme, que la *Loi Grammont autorise et encourage, pour les animaux, qu'elle protége dans la personne de ceux qui l'invoquent* et qu'une *Société reconnue,* récompense par des médailles.

Le 16 juin 1875 je recevais l'assignation suivante, pour comparaître et être interrogé.

MANDAT DE COMPARUTION

TRIBUNAL DE PREMIÈRE INSTANCE

De l'arrondissement de Lesparre, département de la Gironde.

Nous, soussigné,

Juge d'instruction près le Tribunal de première instance, séant à Lesparre, département de la Gironde, mandons et ordonnons à tous huissier ou agent de la force publique, sur ce requis, de citer à comparaître devant nous, en notre cabinet, au Palais de Justice, à Lesparre, le 26 juin 1875, à l'heure de midi, le nommé Edard, Guillaume, quarante-quatre ans, employé à la Compagnie de la rive gauche de la Seine, demeurant à Paris, rue des Feuillantines, n° 80, à l'effet d'y être interrogé et entendu sur les faits à lui imputés et de lui déclarer que, faute de ce faire, il sera contre lui, décerné mandat d'amener, à l'effet de quoi nous avons signé le présent, scellé de notre sceau.

Fait au Palais de Justice, à Lesparre, le 16 juin 1875.

Signé : Faugas.

J'allais donc enfin connaître les faits qui m'étaien reprochés !

Cette assignation terminait une longue attente, car longue avait été l'enquête, minutieuses les recherches, habiles les moyens employés, nombreux les interrogatoires, multiples les perquisitions, réitérées les saisies de pièces, de correspondances et de lettres :

Une quasi-terreur régnait parmi les personnes avec qui j'étais en relation, soit comme ami, soit comme magnétiseur, et cette terreur ne datait pas de la veille :

Le 24 avril 1875, un homme des plus honorables m'écrivait ceci :

Lesparre, Médoc, 21 avril 1875.

DE F.....
AVOUÉ
LESPARRE
(Médoc.)

Monsieur Edard, géomètre,

Je ne puis vous fournir, monsieur, les renseignements que vous me demandez et je vous engage à venir les prendre, en personne, à Lesparre.

Votre affaire est très grave et si on *s'en rapporte à la notoriété*, vous auriez abusé de la crédulité publique.

Je regrette de ne pouvoir me mettre *jusque là* à la disposition de l'honorable M. X***, à qui peut-être vous aurez laissé ignorer une partie de la situation, *très grave, je le répète*, contre vous. Ne lui cachez rien.

Recevez, monsieur, mes salutations,

DE F.....

On le voit, *de notoriété publique* (1), tout était très

(1) *La notoriété???* Le lecteur, en parcourant ce travail, verra ce qu'il faut entendre par notoriété publique, et la facilité que possède un certain écrivain pour peindre les hommes et les choses.

La presse, nous le répétons, est une arme à deux tranchants, elle a de faciles triomphes près des parquets en certains jours; et des triomphes plus difficiles près de certains autres parquets, dans les procès de presse. Ce qu'elle ne devrait pas oublier.

Dieu merci! notre magistrature n'a pas à s'occuper de l'abonné.

grave, au point qu'un membre du barreau près le tribunal de Lesparre n'ose informer un avocat et recueillir les documents.

Pour vous faire plaisir, m'écrivait un de mes correspondants (28 avril 1875), nous avons employé tous les moyens possibles pour vous être agréable...

« X... est allé à Lesparre voir l'avoué D... Ce dernier lui a dit qu'il... ne pouvait se charger de cette affaire.

» D'après la réponse du même avoué (Me D...), il est allé voir tous les avocats et avoués de Lesparre, et aucun n'a voulu s'en charger.

» Signé : L... »

Et une note insérée dans cette même lettre ajoutait ceci :

« J'ai visité tous les avocats et avoués de Lesparre, sans pouvoir obtenir aucun résultat. En désespoir de cause, je me suis permis d'aller voir M. le juge d'instruction.

» Signé : L... »

» 28 avril 1875. »

L'enquête durait depuis longtemps, et rien n'était omis pour préparer l'opinion publique : articles de journaux, entre-filets, bruits absurdes, lazzis grotesques, sous-entendus vulgairement calomniateurs.

Ce noble rôle *fut départi* (à moins que par goût instinctif il ne se le soit attribué) au rédacteur d'une feuille *dominicale*, que nous aurons souvent à citer.

Une lettre du 4 janvier me signalait un article fort grave publié par ce journal, qui reçoit les insertions légales, comme on le peut voir à la première page de chacun de ses numéros.

Voici l'article en question :

« Les sondages nombreux faits sur la plage entre les *épis* 1 et 2, en partant des *Olives*, l'extraction d'un sable noirâtre et son transport à Soulac, l'arrivée et la mise en mouvement d'un blutoir magnéto-mécanique pour séparer la matière ferrugineuse contenue dans ce sable, la visite d'un certain nombre de personnes venant des points extrêmes du Médoc, tout cela avait surexcité notre légitime curiosité, et nous avait fait dire, dans notre dernier numéro, que l'on faisait ici des expériences sur lesquelles nous promettions de revenir.

» S'il ne nous a pas été possible d'assister à ces *mystérieuses* expériences, nous avons du moins eu l'avantage de voir le *Deus ex machinâ*. M. Edard, géomètre de Paris, qui poursuit le cours de ses observations. M. Edard s'occupe beaucoup de magnétisme. Il possède un volumineux dossier, et entre autres choses un numéro du *Bien public* (5 janvier 1872), qui constate qu'il est l'inventeur d'une ceinture électro-magnétique contre le mal de mer, appareil qui peut rendre de très grands services ; M. Edard est aussi l'inventeur d'un engrais électro-magnétique qui a la propriété de ranimer les fleurs (fuchsias, rosiers du Bengale), et c'est l'application de son engrais, non de son système électro-magnétique qu'il veut faire au règne animal. Nous lui souhaitons beaucoup de succès ; et puisqu'il doit aller faire le mois prochain à Paris des expériences publiques, nous attendrons que nos confrères de la Capitale en aient parlé pour reproduire à notre tour les articles publiés sur les observations de M. Edard.

» M. Edard nous assure avoir, ces jours-ci rendu la lumière à un aveugle, non, à un aveuglé, car le sujet avait été privé de la vue à la suite d'un violent orage. Eh bien, comme saint Thomas, nous aurions voulu voir le fait, et nous bien assurer que l'aveugle n'était pas un compère. Mais nous le répètons, l'engrais électro-magnétique de M. Edard a beaucoup trop de vertu pour nous. Nous attendrons donc que les journaux de Paris nous aient apporté leurs appréciations sur cet engrais miraculeux. »

(*L'avenir de Soulac*, n° 11. 2 janv. 1875.)

Le 9 janvier, le journal revient à la charge et publie ce qui suit. :

UN ÉMULE DU ZOUAVE JACOB ET DU SORCIER SIMONET.

« Il y a de cela six ans environ, bon nombre de nos lecteurs en ont peut-être encore souvenance, un certain zouave du nom de Jacob, avait, par de prétendues *cures miraculeuses*, si bien su capter la crédulité publique, qu'en quelques jours sa réputation s'était répandue dans tous les coins de Paris comme une traînée de poudre, et que son taudis était bientôt devenu une véritable *cour des miracles*.

» *Le parquet de la Seine s'émut*, avec juste raison, des faits et actes de ce guérisseur de toutes les maladies imaginables et imaginaires, et *l'empirique vint s'asseoir sur les bancs de la police correctionnelle*, où il promit, jura même, mais trop tard de ne plus recommencer son genre de guérison.

» A cette même époque, un menuisier de Bordeaux, nommé Simonet, que les succès et les lauriers du zouave empêchaient probablement de dormir, résolut à son tour de mettre à jour sa science. Il mit des compères en route, et quelques jours plus tard, le fantastique château de Bel-Air, à Caudéran, était le rendez-vous de tous les éclopés. Aveugles, bossus, borgnes, épileptiques, paralytiques, culs-de-jatte, etc., etc., arrivaient en si grand nombre que l'on dut établir des cantines en plein air afin de pourvoir à la nourriture de ces visiteurs; l'affluence était si considérable, que chaque malade recevait, moyennant rétribution, un numéro d'ordre.

» La réputation de Simonet était faite; il évoquait les esprits, touchait les sujets qu'on lui présentait, soufflait sur le mal, et le tour était joué.

» *Le parquet de Bordeaux mit enfin un terme à cette comédie* et comme le zouzou Jacob, *Simonet vint échouer en police correctionnelle*, où avec le propriétaire de l'immeuble, il lui fut fait une juste et sévère application de la loi.

» Ces deux exemples et tant d'autres auraient bien dû suffire; il n'en a pas été ainsi, et ce qu'il y a de triste à dire, *c'est qu'en plein dix-neuvième, siècle à une époque de progrès, il se trouve encore des gens assez niais, assez crédules, assez imbéciles*, lâchons le mot, pour croire qu'il y a des *êtres surnaturels* qui, par un mot, un geste, un souffle, peuvent guérir des maladies incurables.

» Eh bien! *ce fait vient de se passer à Soulac ;* oui, à Soulac même. *Un certain M. Edard*, — nous avons déjà eu l'occasion d'en entretenir nos lecteurs,— sous le prétexte de se livrer à des expériences scientifiques, avait, comme le zouave Jacob et le sorcier Simonet, fait croire qu'il avait le pouvoir surnaturel de donner de l'esprit aux sots, de rendre la lumière aux aveugles, de redresser les tors et les bossus, etc., etc.. et de tous côtés, de dix lieues à la ronde, on voyait chaque jour arriver des malades et des éclopés de toutes les catégories; c'était un va et vient continuel. Ces visites avaient pris une telle extension, que les habitants s'émurent de la science *merveilleuse* de M. Edard. Le pot aux roses était découvert, et l'inventeur de l'engrais *electro-magnétique* le comprit si bien que, jeudi dernier, il quittait Soulac et s'envolait comme une ombre vers la capitale, en promettant à ses malades de revenir plus tard.

« Nous dirons à l'émule des Jacob et des Simonet
» que, s'il doit revenir à Soulac pour continuer à ex-
» ploiter la bêtise humaine, nous lui conseillons de
» rester à Paris, parce que, cette fois, *le parquet de*
» *Lesparre pourrait bien lui demander compte de son*
» *pouvoir surnaturel.* Qu'il exploite tant qu'il voudra
» les sables de la plage, c'est son droit ; mais il est de
» notre devoir de signaler au public de semblables faits
» qui ne pourraient être que préjudiciables à notre
» station balnéaire. »

Nota. — En quittant Soulac jeudi dernier, à 2 heures 44 minutes, M. Edard, n'ayant pu emporter avec lui ses *malades*, a remis au chemin de fer, à son adresse, 80, rue des Feuillantines, à Paris, cinq barils pesant chacun environ 84 kilogrammes et contenant de la matière ferrugineuse extraite du sable de la plage. Voilà, certes, de quoi jeter de la poudre aux yeux.

F.-T.

(*L'Avenir de Soulac*, n° 12. — 9 *janvier* 1875.)

Le 17 février, un correspondant m'écrit :

« Il nous tarde que vous soyez auprès de nous, mais ne venez pas sans annoncer votre arrivée par la voie du journal *la Gironde*.

» .....On prétend que vous ne viendrez pas à Soulac, de peur de vous faire arrêter..... Nous avons soutenu le contraire.

» Il faut agir contre T*** et le faire mentir, il vous calomnie constamment. Tous ceux qui vous connaissent sont indignés et d'autres ne savent à quoi s'en tenir.

» Signé : B.... »

D'après les ordres du parquet de Lesparre, trois saisies avaient été opérées.

L'une à mon domicile, par M. le Commissaire *du Val-de-Grâce*, à Paris, à la suite de laquelle j'avais déposé la protestation suivante, le 25 mars 1875.

A Monsieur le Commissaire du quartier du Val-de-Grâce, à Paris.

Monsieur le Commissaire,

Tout en me soumettant à l'injonction qui vous est faite par M. le Procureur de la République près le Tribunal de la Seine de saisir mes appareils électro-magnétiques que je fais fabriquer, et en vous remettant ces appareils, je proteste contre cette injonction, qui est illégale en ce qu'elle constitue un véritable abus de pouvoir à mon égard ; attendu qu'il n'y a aucune loi qui autorise M. le Procureur de la République à entraver l'exercice d'une industrie brevetée et à en faire saisir les produits, lorsque cette industrie n'est pas contraire aux bonnes mœurs et aux lois. Et je fais réserve de tous mes droits contre une pareille injustice.

EDARD.

Paris, le 25 mars 1875.

Les autres saisies avaient eu lieu chez M. Ballanger, à Soulac-les-Bains, chez M. Ducamain, aux Olives, le

13 mai 1875 et les 24 et 26 mai. « Avec défense à M. Ducamain de continuer ses travaux d'extraction et d'user du trieur magnétique déposé chez lui (1). »

Le 13 mars 1875 on m'avisait que M. le juge de paix du canton était allé prendre des renseignements, pour savoir si j'avais pris de l'argent ou accepté des cadeaux, et on ajoutait :

« Ce dernier a été très gracieux et a pris quelques noms des malades que vous avez traités, ou pour mieux dire des malades qui sont venus vous voir.

» Il a exigé une pile que je lui ai donnée à titre de dépôt.

» Maintenant on dit qu'on va vous poursuivre et que ceux qui vous ont reçu seront compromis. »

Le procureur de la République procédait à une enquête et appelait dès le 16 mars des témoins pour les interroger.

A partir de cette date les lettres, se succèdent sans interruption pour me tenir au courant des phases diverses de cette enquête qui (*après la notoriété publique obtenue et effectuée*), devait aboutir à la poursuite et au jugement du 27-28 août, *selon la prophétie* de *l'Avenir de Soulac,* dans son n° du 9 janvier (2).

Je ne parle pas du préjudice causé par ces procé-

(1) Malgré mon brevet du 7 janvier 1875 et la concession préfectorale, sur rapport des ingénieurs en date du 22 août 1874.

(2) Heureux instinct!!! qui permet de prédire en plein dix-neuvième siècle ce que fera le parquet d'un ressort.

dés sommaires à une industrie brevetée et à une exploitation autorisée par l'autorité départementale.

Mon trieur magnéto-mécanique était celui inventé par *M. C. Vavin* et dont *M. C. Loilier a rendu compte à la Société des anciens élèves des Ecoles d'arts et métiers, en* 1870 (1).

TRIEUR MAGNÉTO-MÉCANIQUE

PAR

CHARLES VAVIN

Compte-rendu fait à la Société,

PAR

C. LOILIER

Extrait du Bulletin mensuel. N° 74.

ANNÉE 1870

Cependant, fort de mon droit, de mon brevet, du décret de monsieur le Préfet de la Gironde et de l'immunité qui est assurée à tout inventeur pour l'exploitation de sa découverte ; exploitation obligatoire dans le délai de deux années aux termes de la loi :

« Sous peine de déchéance. »

Je crus devoir adresser à M. le Procureur général près la cour d'appel de Bordeaux la protestation suivante, en date du 15 mai 1875.

(1) Il sera décrit dans la 3e partie de ce travail.

Paris, le 15 mai 1875.

A Monsieur le Procureur général près la Cour d'appel de Bordeaux.

Monsieur le Procureur général,

Ayant inventé plusieurs appareils électro-magnétiques, pour lesquels j'ai pris un brevet d'invention le 7 janvier de la présente année, au nombre desquels une plaque en liége, portant armature désignée sous le nom de Pile sèche ou Frictionneur électro-magnétiqre, reconnu puissant et efficace d'après les nombreuses expériences qui en ont été faites, principalement sur les douleurs rhumatismales, les maladies nerveuses et sanguines. — J'ai fait deux dépôts de ces Piles sèches : — un chez M. Ballanger, cafetier à Soulac-les-Bains; l'autre chez M. Maintrosse, entrepreneur à Hourtin, lesquels j'avais chargés de les vendre à mon profit aux personnes qui en avaient fait la demande, et à tous autres qui pouvaient en avoir besoin et qui désireraient en faire usage.

Le 12 mars dernier, j'apprends, avec la plus grande surprise, que M. le Juge de paix du canton de Saint-Vivien venait de se transporter chez M. Ballanger, à Soulac-les-Bains, pour faire une enquête contre moi, sous prétexte de délit d'escroquerie, basée sur la vente de mes appareils, et il exigea que ce dernier lui fasse la remise d'une de mes Piles sèches ; ce qui fut fait.

Le 15 mars, M. Ballanger m'annonce que M. le Juge de paix est revenu chez lui par ordre de M. le Procureur de la République de Lesparre, saisir toutes les Piles qui lui restaient en dépôt, au nombre de *cinquante-sept,* ainsi que ma correspondance ; et, en outre, ce même jour, M. le Juge de paix a également saisi ma machine, dite Trieur magnéto-mécanique, que j'ai fait transporter de Paris à Soulac le mois de décembre dernier, pour trier le minerai de fer magnétique de transport marin qui se trouve mêlé au sable de la plage, et que j'emploie pour munir et armer mes divers appareils, lequel je suis autorisé à extraire et à enlever, en vertu d'un arrêté de M. le Préfet de la Gironde, en date du 24 août 1874. M. le Juge de paix, par ordre de M. le Procureur de la République du parquet de Lesparre, a également fait défense à mon entrepreneur, M. Ducamain, à Soulac-les-Bains, de se servir de la machine ni de m'expédier du minerai par n'importe quel ordre, sous peine de le rendre responsable.

Le 25 du même mois, M. le Commissaire de police, quartier du Val-de-Grâce, à Paris, m'a saisi, chez moi, 80, rue des Feuillantines, *vingt-cinq Piles sèches* qui se trouvaient prêtes à livrer. Cette saisie a été pratiquée sur commission rogatoire du parquet de Lesparre, adressée au parquet de Paris, dont M. le Juge d'instruction Dessalines a été saisi.

Le lendemain, 26 mars, mon dépositaire de Hourtin,

M. Maintrosse, m'annonce par lettre que M. le Juge de paix de son canton venait de lui saisir mes Piles sèches, au nombre de *quarante-deux,* toujours par les ordres du parquet de Lesparre.

Le 29 du même mois, j'ai subi l'interrogatoire de M. le Commissaire de mon quartier, et j'ai refuté le contenu de cette commission rogatoire qui n'est autre chose qu'un tissu de mensonge et de calomnie. M. le Juge d'instruction du parquet de la Seine est aussitôt dessaisi de cette commission en la renvoyant avec une réponse (sous réserve des droits que la loi m'accorde) au parquet de Lesparre.

Vu que je ne recevais aucun avis, et, ne sachant pas si le parquet de Lesparre a pris l'initiative dans une pareille affaire, et s'il était dans l'intention de poursuivre.

Le 3 avril dernier, j'ai eu l'honneur d'écrire à M. le Juge d'instruction de Lesparre, pour lui demander une commission rogatoire devant le parquet de la Seine, à l'effet de faire entendre plusieurs témoins dans l'intérêt de ma défense, pour qu'un de MM. les Juges d'instruction puisse procéder à leur interrogatoire. Je n'ai reçu aucune réponse depuis, ni aucun avis.

Les saisies de la part des magistrats de Lesparre sont, à mon égard, un grand abus de pouvoir; car, étant breveté, j'ai le droit de vendre les produits, de mon industrie, et je ne connais aucune loi qui autorise un Procureur de la République et les Juges de paix de son ressort à entraver la vente de mes produits en me diffamant sous la prévention d'escroc.

La diffamation est un charbon ardent qui noircit toujours, quand il ne brûle pas, et qu'elle sorte de la bouche ou des actes diffamatoires de n'importe qui, serait-ce même de la bouche ou des actes du ministère public, ces actes n'en sont pas moins des infractions, et à ce titre obligent celui qui les a commis à réparer le préjudice qui en résulte, soit envers les particuliers, soit envers la société.

En conséquence, je viens donc vous prier, monsieur le Procureur Général, de vouloir bien prendre la mesure que vous jugerez convenable pour mettre un terme aux embarras qui me sont injustement suscités, et me faire restituer les objets qu'on a selon moi saisis arbitrairement.

Dans l'espoir que vous me ferez rendre la justice qui m'est due et que vous mettrez un terme à de nouvelles poursuites :

J'ai l'honneur d'être avec respect, monsieur le Procureur Général, votre très humble serviteur.

EDARD, Géomètre.

Le 19 *mai* 1875. M. le Procureur Général de Bordeaux adressait au parquet de la Seine la réponse suivante :

« Je vous prie de vouloir bien faire savoir au sieur
» Edard, géomètre, que les Piles sèches qu'il réclame
» ont été saisies par M. le juge d'instruction de Lesparre et qu'il doit attendre le résultat des poursuites
» dont il est l'objet pour se les faire restituer. »

(Nous avons reproduit textuellement)

Habiter Paris et devoir être jugé à Lesparre ne me facilitait guère l'organisation de ma propre défense.

Ici je dois rendre hommage à ceux de mes amis. dont le dévouement n'a pas connu la lassitude, et qui ont tout fait pour que la vérité se fît jour et que justice me fût rendue.

Qu'ils daignent agréer l'expression de ma reconnaissance, et si je ne cite pas leurs noms, ce n'est que pour obéir à leur propre désir.

Pendant que l'enquête suivait son cours et qu'anxieux j'attendais d'être jugé, ne connaissant les événements que par les nombreuses lettres qui m'étaient adressées, la presse continuait sa charge à outrance. On sait qu'elle est une arme à deux tranchants, selon la droiture de ceux qui en usent. — On espérait peut-être alimenter la curiosité publique, on n'y perdit que des abonnés.

Inutile donc d'insister sur l'effet produit ou cherché par un journal sans importance. L'article d'un rédacteur ne saurait avoir une grande portée, quand le rédacteur n'a pas d'importance personnelle parmi les gens sérieux.

Pendant ce temps une lettre, en date du 17 mars 1875, m'annonçait que les habitants d'Hourtin, Saint-Christoly, Saint-Vivien, des Olives, de Soulac, ainsi qu'une grande partie des malades que j'avais traités étaient appelés à comparaître par devant M. le Juge d'instruction.

Pour aider à l'enquête, M. le Juge de Paix, on l'a vu, assisté de son greffier, se transportait au domicile des malades et de ceux avec lesquels j'avais entretenu des rapports.

Je crois pouvoir résumer ainsi l'interminable dossier (1) que m'ont adressé les témoins interrogés :

D. A-t-il demandé de l'argent?

R. Non.

D. A-t-il exigé l'achat de ses instruments?

R. Non.

D. Traitait-il les femmes, en particulier?

R. Non.

D. Vous a-t-il guéri?

R. Oui.

D. Avez-vous vu l'intérêt, l'idée de commerce, quelque chose embrouillé, hein??

R. Non!

D. (A une dame). — Voulez-vous céder votre pile magnétique?

R. — Pas pour 100 francs!

D. (à une demoiselle). — Vous a-t-il fait monter dans sa chambre?

R. — Il m'a traitée, comme tout le monde, en plein public.

Bref! rien à charge, que LA NOTORIÉTÉ, *la pensée intime d'un littérateur*, l'appréciation d'écrivains toujours rapprochés des parquets, incessamment à la recherche de réclames payantes, lorsque les insertions légales et payées font défaut à leur feuille.

(1) Plus de 150 lettres, certificats de guérisons et attestations visées.

Bref! pas de témoin à charge, pas un, soit à Soulac, Hourtin, Lesparre, les Olives, Saint-Vivien, Saint-Christoly.

Donc, *l'Avenir de Soulac* m'annonçait une lettre en date du 22 mai 1875, publiait à la date du 9 mai 1875, l'entrefilet suivant :

« On annonce comme certaine, pour le 26 mai cou-
» rant, l'arrivée à Soulac de M. Edard, le guérisseur
» de toutes les maladies imaginables et imaginaires;
» pourvu que M. Edard ne transforme pas de nou-
» veau notre station en une véritable cour de mira-
» cles. »

— Voilà, disait la lettre, la copie textuelle et nous n'envoyons pas le journal parce que nous ne voulons plus le recevoir.

Signé : B...

22 mai, 1875.

Enfin, le 20 juillet, une autre correspondance me racontait « le passage aux Olives de M. le Procureur
» de la République, et les informations qu'il avait fait
» prendre par le garde champêtre sur l'époque de
» mon arrivée dans le pays. »

Pendant ce temps une enquête était ordonnée au

sujet de mes appareils, et confiée au savant chimiste, pharmacien et naturaliste de Pauillac, M. Léon Périer.

(Voir chap. II, page 75.).

Me de Jouy, du barreau de Paris, s'était chargé de défendre ma cause, appelée devant le Tribunal de Lesparre, après cette longue attente et toutes ces enquêtes, pour le 27 août 1875.

N'ayant pu obtenir copie du réquisitoire du ministère public et des conclusions du Tribunal de Lesparre, moins heureux, en cela, que les feuilles qui, par décision de l'autorité, ont obtenu les insertions légales;

Nous sommes contraint, bien qu'intéressé, de donner la parole à un journal privilégié pour les insertions judiciaires, pendant l'année 1875.

Le 4 septembre 1875, *l'Avenir de Soulac* publiait l'article suivant, n° 46 :

« Dans les deux audiences de vendredi et de samedi 25 et 28 courant, le Tribunal civil de Lesparre, jugeant correctionnellement, a eu à s'occuper d'une affaire qui, au mois de décembre, dernier eut un très grand retentissement dans le Médoc. Nous voulons parler des cures *miraculeuses* et *merveilleuses* d'un *être surnaturel*, M. Edard. Après une très minutieuse instruction et l'audition d'un très grand nombre de témoins, M. Edard a été renvoyé devant le Tribunal correctionnel, sous la prévention d'escroquerie et d'exercice illégal de la médecine; M. Alquié, procureur de la République occupait le siége du ministère public; M. de Jouy, du barreau de Paris a présenté la défense du prévenu.

» Dans notre prochain numéro, nous publierons le compte rendu complet de cette affaire qui pourra prendre place à côté de celles du sorcier Simonet et du zouave Jacob. »

Le 12 septembre, *l'Avenir de Soulac* (1) publiait l'article énigmatique qui suit :

2e Année. — N° 46.

L'AVENIR DE SOULAC

Directeur-Gérant : FERDINAND TÉCHENEY

On s'abonne : à Bordeaux, au siége de l'Administration. | A Soulac, chez MM. Meynard, géomètre, Soulé fils et Fourtou, libraires.

INSERTIONS

Annonces... 25 c. la ligne. | Réclames... 1 fr. la ligne.

L'Avenir de Soulac est désigné pour recevoir en 1875 l'insertion des annonces judiciaires, légales et autres.

Avis à MM. les Officiers ministériels.

Par arrêté préfectoral en date du 24 décembre 1874, *l'Avenir de Soulac* est désigné pour recevoir, en 1875, les annonces légales, judiciaires et autres.

L'Avenir de Soulac en est à son 46e numéro et déjà il a tiré

310 mille exemplaires

CAUSERIE

J'ai la prétention d'avoir un excellent caractère, je me fâche rarement, je serais désolé de dire une parole désagréable à quelqu'un ; cependant, je demande au-

(1) C'était bien le prochain numéro annoncé.

jourd'hui aux lecteurs de l'*Avenir de Soulac* la permission de tancer vertement mon rédacteur en chef. Il y a de ces choses qu'on ne pardonne pas. Je ne puis penser sans frémir au danger auquel je viens d'échapper et, quelle que soit mon indulgence, il m'est impossible de ne pas reprocher à Técheney sa vilaine conduite à mon égard.

Bonnes gens, sachez bien choisir vos amis !

Il y a longtemps que je connais Técheney. J'ai toujours été très lié avec lui. Il me semblait bon garçon, serviable, incapable de nuire aux gens qui le fréquentent, et voici qu'il m'a tendu un infâme guet-apens dans lequel j'ai donné comme le dernier des sots.

Técheney me fit un jour une description ravissante de Soulac. C'est un paradis, affirmait-il, la mer est superbe, la plage est sans pareille, une société d'élite vient se fixer dans ce charmant séjour pendant tout l'été. Soulac est la *Perle de l'Océan*. Je crus ces belles paroles et j'eus hâte de me joindre à cette *société d'élite*.

Pendant plusieurs semaines, je fus forcé de reconnaître qu'il avait dit vrai, et, sans souci et sans inquiétude, je goûtai les douceurs de la villégiature au bord de la mer, reculant de jour en jour mon départ, ne pouvant me décider à quitter ces lieux enchantés.

Il y avait là des femmes charmantes, des hommes d'une amabilité rare. Je fus présenté à quelques personnes avec lesquelles je nouai des relations fort agréables pour moi. Je remerciai ce bon Técheney de m'avoir conseillé de venir à Soulac.

O mes illusions, qu'êtes-vous devenues !

J'appris que j'avais été cruellement trompé. M. le Procureur de la République à Lesparre se chargea de remettre les choses dans leur véritable jour.

Un procès célèbre dans le Médoc, lui fournit l'occasion de faire connaître ce qu'était Soulac et quel genre de monde on est forcé de coudoyer dans cette station de bains. Le désenchantement succéda à l'enthousiasme ; ma crédulité m'avait perdu.

J'étais venu chercher le calme et le repos à la Fin-des-Terres, attiré par de trop alléchantes promesses. Mais, j'ai été bientôt désabusé, car la voix de M. le Procureur de la République a affirmé que Soulac est un véritable enfer qu'on est obligé de fuir, parce qu'on se trouve en contact avec des gens suspects, avec une bande exotique de faillis, de banqueroutiers et de repris de justice.

Vous comprenez que je me suis empressé de fuir, mais pas assez tôt pour que ma réputation n'ait pas subi une grave atteinte.

A l'heure qu'il est, il m'est impossible de sortir dans la rue, sans remarquer les étranges sourires qui se dessinent sur les lèvres des passants. On s'écarte de moi; les gens avec qui j'avais l'habitude d'aller journellement sont devenus tout-à-coup froids et réservés et ont toujours des affaires qui les appellent du côté opposé à celui où je porte mes pas ; il n'y a pas jusqu'à mon chien qui ne me fasse bien la grimace quand je rentre et qui ne me traite comme un homme à mine suspecte. Cela devient fort gênant.

Et cependant je suis obligé d'avouer que tout ce monde a quelque raison de me traiter de la sorte.

J'ai fait partie de cette fameuse bande exotique ; peut-être ai-je eu la malheureuse fortune d'être pris pour un banqueroutier frauduleux ou pour un forçat en rupture de ban. Et voilà pourquoi mes amis se disent tout bas en me voyant : « Il a été à Soulac, il a fréquenté une bande exotique, attention à nos porte-monnaie. » Voilà pourquoi en m'apercevant on porte instinctivement la main à sa montre. La bande exotique m'a perdu à tout jamais, je ne me laverai pas de bande exotique, bande exotique me suivra jusqu'au tombeau.

O peuple qui habite ces bords de l'Océan, ton ambition est-elle assez satisfaite! O ville de Soulac, es-tu assez fière de ton sort! Ta prospérité s'affirme chaque jour, mais au prix de quel fléau? Où sont les mœurs paisibles et pures, de tes habitants d'autrefois ? O antique Noviomagus ? avais-tu aussi la bande exotique ; O progrès et civilisations, je vous maudis et je vous renie car à la suite de vos lourdes locomotives vous traînez des bandes exotiques que vous jetez dans un malheureux pays pour faire le désespoir des honnêtes gens.

Ah ! nous l'avons échappé belle. Et quel fameux cierge nous devons à M. le Procureur de la République.

Avez-vous remarqué combien on est exposé dans ce monde ? Vous promenez tranquillement, vous vous baignez ou bien vous prenez place autour d'une table d'hôte, et voilà que sans vous en douter vous rencontrez un *péril social* qui promènera avec vous, se baignera avec vous, se mettra à table à vos côtés, mangera tout comme vous son œuf à la coque et son beefteak aux pommes et vous compromettra de la plus belle façon.

Aussi, croyez-moi, quittez Soulac le plus tôt possible ; vos bourses et vos personnes même ne sont pas en sûreté. Vous me direz peut-être que mes craintes sont exagérées ; que M. le Procureur de la République à Lesparre a passé quelques jours à Soulac fort agréablement, et que rien dans sa manière d'agir n'a fait soupçonner le moindre danger à redouter. Que voulez-vous ? je n'invente pas. M. le Procureur de la République a signalé le mal, il faut que Soulac soit bien réellement un mauvais lieu pour qu'il devienne l'asile de tant de faillis, de tant de repris de justice.

M. le Procureur de la République n'a pas parlé à la légère ; il avait pris ses renseignements, car je suppose qu'il s'est bien gardé de mêler à ces débats une question personnelle et quoiqu'il ait quitté Soulac, mal disposé contre notre station de bains, je me plais à croire qu'en prononçant le beau réquisitoire qui m'a tant effrayé, il avait mis de côté toute animosité, tout esprit de rancune. **EN AGISSANT AUTREMENT IL AURAIT MANQUÉ AU PLUS SACRÉ DE SES DEVOIRS.**

Il est donc de première nécessité que Soulac cherche à assurer la sécurité aux baigneurs.

En attendant que le conseil municipal ait pris des mesures dans ce sens, et il doit se hâter car le temps presse, je vais me permettre de lui soumettre un projet d'arrêté propre à conjurer le péril :

« Le conseil municipal, vu la gravité des circonstances, attendu qu'il existe à Soulac une bande exotique, arrête :

Article premier. — Un chaleureux appel est fait au dévouement de tous les bons citoyens.

Art. 2. — Une garde nationale est instituée dans le but de protéger les personnes peu disposées à donner leurs bijoux à la bande exotique.

Art. 3. — Toute la population de Soulac, devra être rentrée à huit heures du soir, les portes des maisons seront barricadées; des patrouilles parcourront la ville pendant la nuit.

Art. 4. — Toute personne rencontrée hors de son domicile après huit heures du soir sera considérée comme bande exotique, et livrée immédiatemnt au garde champêtre, pour être traitée avec toute la rigueur des lois.

Art. 5. — Il est formellement défendu aux promeneurs de se montrer sur la plage sans un révolver à six coups.

Art. 6. — Pendant le bain le révolver sera remplacé par un sabre de cavalerie. Le baigneur ne pourra se mettre à l'eau sans cette arme, qu'il portera en sautoir.

Art. 7. — Toute personne qui découvrira la bande exotique devra prévenir immédiatement les autorités. Une récompense honnête lui sera accordée ; cette récompense consistera en un abonnement à l'*Avenir de Soulac.*

Art. 8.—Celui qui ne pourra procurer que la photographie de la bande exotique aura seulement un abonnement de six mois.

Art. 9. — Dans les trois jours qui suivront la promulgation du présent arrêté, tous les étrangers résidant à Soulac devront renvoyer chez eux leurs bijoux et leur argent.

Si le boulanger et le boucher ne veulent pas leur faire crédit, ils s'arrangeront comme ils pourront, le conseil n'ayant pas à s'inquiéter en face du péril d'une question si secondaire.

Art. 10. — Une commission sera nommée et aura pour mission d'étudier la redoutable bande exotique.

Un excellent microscope sera mis à la disposition des membres de la commission.

Je crois qu'avec un pareil arrêté le danger disparaîtra bien vite ; les baigneurs rassurés ne s'empresseront pas de déserter la plage, et Soulac aura atténué la mauvaise impression produite sur le public par les paroles de M. le Procureur.

Il faut en convenir, il n'est pas possible d'admettre qu'un homme raisonnable, connaissant le tableau de Soulac fait par cet honorable fonctionnaire, soit disposé à conduire sa famille dans ce repaire de faillis et de repris de justice.

M. le Procureur de la République a donc porté un grave préjudice à la station balnéaire du Médoc.

Il aurait dû penser que l'influence et la considération attachées à la position qu'il occupe, lui faisaient un devoir de modérer ses paroles, parce que, partant de son siége de magistrat, elles peuvent peser d'un poids considérable sur les destinées de Soulac.

Soulac a eu pendant toute la saison des bains une société élégante et choisie ; il est regrettable qu'on ait voulu représenter cette société sous des couleurs si peu exactes. Il y avait là un fait contre lequel l'*Avenir de Soulac* devait protester.

CAROLUS.

Quel est ce procès ? Quel est ce péril social ?

Quelle est cette bande exotique ? dont a parlé M. le Procureur de la République dans son beau réquisitoire ?

C'est ce que *Carolus* ne dit pas fort clairement !

Mais pourquoi ce réquisitoire, si beau, a-t-il effrayé Carolus ?

« M. le Procureur n'a pas parlé à la légère, il avait
» pris ses renseignements : Il n'a pu mêler à ces dé-
» bats une question personnelle ; il avait mis de côté
» toute animosité, tout esprit de rancune.
» En agissant autrement, Il aurait manqué au plus
» sacré des devoirs, » ajoute le journaliste.

Si cet article vise mon procès, la leçon donnée à M. le Procureur est rude :

« Il faut en convenir (dit Carolus), il n'est pas pos-
» sible d'admettre qu'un homme raisonnable, con-
» naissant le tableau de Soulac, fait par cet honorable
» fonctionnaire, soit disposé à conduire sa famille
» dans ce repaire de faillis et de repris de justice.
» M. le Procureur de la République a donc porté
» un grave préjudice à la station balnéaire du Médoc.
» Il aurait dû penser que l'influence et la considé-
» ration attachées à la position qu'il occupe, lui fai-
» saient un devoir de modérer ses paroles, parce que,
» *partant de son siége de magistrat,* elles peuvent peser
» d'un poids considérable sur les destinées de Soulac.»

Nous regrettons de n'avoir pu obtenir la copie de ce *beau réquisitoire*, pour l'insérer en entier.

Mais évidemment (si cet article vise mon procès), M. le Procureur avait subi quelque peu d'entraînement, Il n'avait su modérer ses paroles ; Il avait trop écouté *ceux qui attirent l'attention des parquets.*

Evidemment la *notoriété publique* prenait des proportions exagérées et inquiétantes. Aussi, par un juste retour des choses d'ici-bas, *le Procureur est tancé par ce même journal, qui avait attiré son attention.*

On ne comprendrait rien à cet article, dans lequel le journaliste parle si lestement de celui qui occupe le siége du magistrat, si en tournant la page, à la deuxième colonne, *on ne trouvait ce qui suit, noyé dans le texte et perceptible pour les seuls intéressés.*

» *Nous avions promis de publier aujourd'hui le compte-rendu complet des débats relatifs à l'affaire Edard. Un grave accident s'étant produit au moment du tirage de notre journal* (1) *et le peu de temps qui nous restait pour faire recomposer notre article, nous forcent de le renvoyer à la semaine prochaine* (2).

» *Nous disons toutefois que le Tribunal correctionnel de Lesparre a écarté le délit d'escroquerie reproché à M. Edard et qu'il a retenu le fait d'exercice illégal de la médecine et une infraction à la loi de 1844 sur les brevets* (3).

(1) Le journal, malgré son accident, avait ses quatre pages au complet, sa causerie signée *Carolus,* les annonces judiciaires et commerciales : mais les comptes-rendus et les questions d'honneur ne rapportent rien à la caisse.

(2) La semaine suivante, rien !!! Système Marlborough allant en guerre !!!

(3) Voici la teneur du bulletin qui sert de titre provisoire pour les Brevets :

PRÉFECTURE DE LA SEINE

BREVETS D'INVENTION

BULLETIN DE DÉPOT

Le 7 janvier 1875, pour M. Edard....., etc., N° 96,273.

Nota. — La durée du Brevet courra du jour du dépôt prescrit par l'article 5. — Loi du 5 juillet 1844, art. 8.

» *M. Edard a, en conséquence, été condamné à* 46 *fr. d'amende pour le premier délit, et à* 50 *fr. pour infraction à la loi de* 1844. »

Évidemment, après tant de tapage, tant de fracas en paroles et tant de soucis, le journal *l'Avenir de Soulac,* n'avait pas lieu d'être content de lui-même et du procureur, dont le beau réquisitoire n'avait pas même été *modéré dans les paroles.*

C'est que, sachez le bien, M. F. Técheney, si un parquet peut écouter vos dénonciations :

Le parquet est dans son rôle ;

Vous dans le vôtre, si telle est votre mission ;

Mais un *tribunal doit juger.* Voilà la différence. Et si vous êtes capable de le comprendre, ne soyez donc pas mécontent.

Le 18 septembre 1875, *l'Avenir de Soulac,* n° 48, publiait cet autre article. C'était enfin le fameux compte rendu du procès !!!!

TRIBUNAL CORRECTIONNEL DE LESPARRE

Présidence de M. FAUGAS

(juge d'instruction)

Audiences des Vendredi et Samedi 27 *et* 28 *Août* 1875

Dans une intéressante brochure qu'il a publiée en 1868, sur les *Landes de la Gascogne,* M. de Bergues Lagarde s'exprime ainsi :

« Ce pays était autrefois infesté de sorciers. Deux pieux missionnaires, Pierre de Pancre et Despagnet, y furent dépêchés et les sorciers durent forcément disparaître ; *huit cents malheureux accusés de sciences occultes furent livrés aux flammes.*

» Comme les Grecs, l'habitant des landes de la Gascogne croit aux devins ; comme l'Arabe, il est fataliste, et comme nos ancêtres du moyen-âge il a des superstitions grossières.

» Les *êtres imaginaires*, les fées, sont le sujet de récits fantastiques pendant les veillées. Est-on malade, veut-on obtenir quelque chose, il faut courir chez le devin. L'augure remplit le rôle de médecin et de prophète. Outre le devin, il y a les sorciers et les sorcières ; ceux-ci sont les vrais suppôts de Satan. »

De tous temps, quelques contrées du Médoc les plus éloignées des grands centres, il est vrai, ont eu leurs devins, leurs sorciers, leurs rebouteurs, qu'on allait en foule consulter pour leur demander la guérison de certaines maladies que la science avait déclarées incurables.

Aujourd'hui, on trouve malheureusement encore des gens assez crédules pour s'imaginer que par un mot, un souffle, un geste ou des remèdes fantastiques on peut obtenir ce que la science a été impuissante à faire.

Fréquemment les tribunaux ont à s'occuper d'affaires de cette nature, et les annales judiciaires nous fourniraient depuis quelques années une série de faits qui suffiraient pour démontrer jusqu'où peut aller la crédulité publique et la bêtise humaine.

Beaucoup de nos lecteurs n'ont pas oublié les cures merveilleuses obtenues à Soulac par un M. Edard.

Nous avons, au mois de janvier (1) *signalé les faits, et le parquet de Lesparre désirant à son tour* s'assurer du pouvoir surnaturel de M. Edard l'a renvoyé, après une longue et minutieuse instruction, devant le Tribunal

(1) Touchant accord — coïncidence charmante entre la prophétie du 9 janvier et la poursuite du parquet.

correctionnel de Lesparre sous la double prévention d'escroquerie et d'exercice illégal de la médecine, et aussi pour infraction à la loi de 1844 sur les brevets d'invention.

C'est au vendredi 27 août qu'avait été fixée cette affaire ; parmi les nombreux témoins entendus dans l'instruction, quelques-uns seulement avaient été cités à la requête du ministère public.

Un avocat de Paris, Me de Jouy, devait présenter la défense du prévenu ; en outre, la présence à l'audience de M. Edard, ces deux circonstances avaient suffi pour attirer un public avide de connaître l'*être surnaturel* qui avait eu le *pouvoir* de rendre la lumière à un aveugle et les jambes à deux paralytiques.

L'audience est ouverte à une heure ; après quelques affaires de minime importance, M. le greffier appelle : Ministère public contre Edard. M. Alquié, *procureur de la République,* occupe le siége du ministère public.

Audition des témoins.

Jean Ballanger. — Cafetier à Soulac.

Le témoin a connu en 1866 à Bruges, M. Edard qui s'occupait alors de spiritisme. Plus tard, lorsqu'il vint à Soulac, il logea M. Edard, qui était venu le voir.

Le prévenu, dit-il, se promenait constamment seul sur la plage. M. Edard, raconta un jour qu'il avait trouvé sur la plage un sable renfermant un élément magnétique qu'il voulait faire servir à de grandes choses.

C'est à la suite d'un voyage à Hourtin, ajoute le témoin, que des plaques de liége ont été faites ; c'est par le magnétisme que M. Edard opérait ; il ne peur préciser si c'est avant ou après le voyage à Hourtin que M. Edard lui a déclaré qu'il pouvait faire des cures.

Enfin le témoin déclare que beaucoup de personnes ont été soignées par le prévenu, que quelques-unes ont été sou-

lagées, qu'une femme qui marchait avec des béquilles a librement marché depuis.

M. le Président fait observer au témoin que sa déposition à l'audience n'est pas conforme sur certains points à celle faite pendant l'instruction. Le témoin persiste sur sa déclaration à l'audience.

Pierre Guérin. — Propriétaire à Bruges, près Bordeaux.

Ce témoin déclare que c'est en 1865 ou 1866, à Bruges, qu'il a connu Edard chez M. Ballanger.

L'année dernière il a vu le prévenu ramasser du sable sur la plage, il l'a interrogé et Edard lui a répondu qu'avec un mètre cube de sable il connaissait le moyen de réaliser 30,000 francs.

Le témoin affirme que le prévenu lui a dit que s'il s'établissait à Soulac, toutes les autres stations étaient perdues et qu'au contraire s'il s'établissait à Arcachon, à Royan ou à Biarritz, c'était la perte de Soulac. Le témoin dit en terminant que les faits et actes de M. Edard lui ont paru suspects.

Ferdinand Técheney, *directeur gérant de l'Avenir de Soulac.*

Au mois de novembre dernier, me promenant sur la plage je rencontrai entre les deux premiers épis MM. Ducamain et Edard occupés à faire des trous dans le sable.

Je m'approchai et sur mon interpellation, M. Ducamain me dit qu'il allait être fait au premier jour, chez lui à Soulac, des expériences scientifiques auxquelles je devais être convoqué.

Je les félicitai et leur promis (1) *mon concours auprès de tous mes amis de la presse, soit à Bordeaux, soit à Paris, soit en Angleterre, soit en Belgique.*

Quelques jours plus tard, une machine, dite *blutoir magnéto-mécanique* arrivait à Soulac, était installée chez Ducamain, et l'on extrayait du sable une ma-

(1) Les articles précédents ont pu montrer le genre de concours donné. Avis aux amateurs !!!

tière ferrugineuse que M. Edard évaluait à un prix très élevé.

Dans les semaines qui suivirent, on m'informa que de toutes parts, d'Hourtin, de Carcans, de Lacanau et de plusieurs points du Médoc, on accourait en foule chez MM. Ducamain et Ballanger, où chaque jour M. Edard faisait des cures miraculeuses.

A mon tour, j'allai voir M. Edard en compagnie d'un de mes amis. M. Edard, après une définition sur l'aiguille aimantée, nous parla de son *pouvoir surnaturel,* nous assura que, d'un mot, il pouvait *engloutir* Soulac ; que, depuis déjà quelques jours, il avait fait des *miracles,* et, qu'entre autres choses, il avait rendu la lumière à un aveugle.

Devant une telle croyance, mon ami et moi, nous ne pûmes nous empêcher de déclarer à M. Edard qu'il était insensé, ou qu'il voulait exploiter la bêtise humaine.

Depuis, les éclopés de toutes sortes ont afflué auprès de M. Edard, on s'est ému de cette situation dont on avait ri au début.

Notre charmante station balnéaire, pleine d'avenir, devait-elle être convertie en *Cour des Miracles* et devait-on laisser continuer plus longtemps une semblable comédie? c'est ce que les hommes sérieux se demandèrent; *c'est alors que je signalai ce qui se passait à Soulac* ET QUE J'APPELAI SUR CE POINT L'ATTENTION DU PARQUET DE LESPARRE (1) en ajoutant que tant que M. Edard s'occuperait des recherches scientifiques il me trouverait toujours prêt à lui prêter mon concours.

Jusqu'alors M. Edard ne m'avait pas parlé de ses plaques de liége, il n'avait eu recours, pour opérer ses guérisons et ses *miracles* qu'à des attouchements.

Jean Ducamain, entrepreneur de terrassements à Soulac.

Je connais Edard depuis six ans environ ; c'est chez

(1) Enfin, voilà un aveu... et ceci nous suffit!

Ballanger que j'ai eu occasion de le voir. *Il traitait des malades, il en a soulagé quelques-uns, il en a même guéri plusieurs.*

J'ai travaillé pour lui. Le 30 août 1874, je l'ai accompagné à Hourtin.

Nous nous sommes arrêtés chez l'aubergiste Mintroche, qui nous a offert l'hospitalité parce que M. Edard avait guéri sa femme. Mme Mintroche étant malade, Edard *la travailla* et la guérit.

Edard m'a dit qu'il était breveté pour *distraire* le sable, et qu'il était employé dans un bureau de Paris.

M. le Président. — Prenez garde, votre déposition est contraire à celle que vous avez faite devant le juge d'instruction. Vous avez déclaré qu'Edard vous avait dit qu'il était employé à la comptabilité de l'Académie de médecine de Paris.

Le témoin. — Je me suis trompé de bureau ; je crois bien qu'il m'a dit qu'il était employé au Crédit foncier.

M. le Président. — Vous avez alors fait une fausse déclaration ?

Me de Jouy donne lecture de la fin de la déposition de Ducamain, déposition dans laquelle il indique les noms des personnes guéries par Edard et dans laquelle aussi il déclare que Edard opère par le spiritisme et le magnétisme ; il fait des *grimaces,* invoque Dieu et dit à ses malades d'avoir confiance en lui.

Me de Jouy. — Monsieur le président voudrait-il demander au témoin si M. Edard recevait rétribution ?

Le témoin. — Non, il disait seulement de remercier Dieu,

Marie Favereau, à Soulac. — Je suis allée comme d'autres chez M. Edard pour voir analyser le sable. Je lui ai dit que j'avais mal aux dents, il m'a fait asseoir, a fait devant moi des signes que je ne connais pas, il m'a ensuite touchée et palpée, puis il m'a donné une ordonnance; je n'avais absolument rien, et c'est par pure curiosité que j'y étais allée. Il m'a fait des passes que l'on m'a dit être des passes magnétiques, mais il ne m'a pas parlé de Dieu.

Tissandié, négociant en denrées coloniales à Soulac.

— Il y a longtemps que pour la première fois j'ai vu M. Edard aux *Olives* : il m'a dit qu'il faisait des expériences avec le sable de la plage pour faire des ceintures contre le mal de mer. Un jour, il donna des médicaments à un individu logé chez moi ; cet individu mourut le lendemain, mais je n'attribue pas sa mort à Edard.

Ma fille étant malade depuis longtemps, M. Ballanger vint me voir à ce sujet, et m'engagea à aller consulter M. Edard.

Léon Perrier, pharmacien, chimiste-expert à Pauillac.

Ce témoin a été chargé par le parquet de faire un rapport sur la brosse que le prévenu vendait et devait faire vendre à ses malades (1).

Barthélemy Andreau.

Au mois de décembre 1874, je suis allé consulter Edard ; il a fait devant moi des gestes avec la main, il m'a touché, frotté légèrement et m'a dit qu'il fallait me faire des frictions avec une plaque en liége. J'ai écrit à cet égard, mais il n'y en avait pas encore de préparées. Edard m'a dit qu'il fallait prier Dieu.

Femme Class, journalière à By.

Je suis allée comme beaucoup d'autres consulter M. Edard.

Il y avait quatre ans que je marchais avec des béquilles, depuis ce jour, j'ai été guérie.

Il a fait des signes devant moi, il m'a touchée sur les bras et m'a ordonné de marcher parce que je n'avais plus besoin de béquilles ; j'ai obéi et j'ai marché.

M. le président.

C'est assez extraordinaire qu'en vous touchant les bras, M. Edard ait pu vous guérir les douleurs que vous aviez aux jambes !

Me de Jouy.

Je fais observer que M. Edard n'a fait que des passes magnétiques ; du reste, mon client a un diplôme de la société des magnétiseurs de France.

(1) Nous donnons plus loin la copie intégrale de ce rapport, d'après le double adressé à Me de Jouy : par le parquet de Lesparre.

M. le Procureur de la République.

Je soutiendrai que ce sont des grimaces et des singeries que faisait Edard.

Le témoin.

M. Edard ne m'a pas endormie, il m'a fait une ordonnance me prescrivant des racines; à présent je suis guérie. Avant de faire des signes, il m'a dit qu'il fallait prier Dieu.

Jean Micaut, cultivateur à Prignac (Médoc).

Ayant appris que du côté de Soulac, un homme guérissait toutes les maladies, nous avons écrit à ce sujet, mais on nous a répondu qu'il était à Paris et qu'en son absence, il fallait s'adresser à Soulac à M. Ballanger, son correspondant.

Pierre Rouet, forgeron à Hourtin.

J'ai fait *une maladie qui n'a pas duré moins de cinq ans;* Il m'était de toute impossibilité de dormir, c'était une insomnie continuelle.

Ma femme et ma sœur me dirent qu'il y avait à Soulac un nommé M. Edard qui avait le pouvoir de guérir toutes les maladies. Je me suis aussitôt rendu à Soulac, je suis allé voir M. Edard, et il m'a complétement guéri.

Il m'a ordonné de prendre du lait, des lavements et de la tisane de cassis, puis il m'a touché, et *depuis cette époque je suis si bien, que pendant cinq ans, j'étais incapable de faire quoi que ce soit, je me crois aujourd'hui un homme.*

Femme Mintroche, aubergiste à Hourtin.

Edard s'étant arrêté dans mon auberge, a dit en me regardant : Vous êtes malade, et je vais vous dire les trois maladies que vous avez, si je me trompe vous me reprendrez : d'abord vous avez le sang pauvre, vous êtes sujette aux migraines, et vous avez une troisième maladie dans le dos ; il ne m'a pas endormie, il m'a fait des passes et, enfin, il m'a guérie.

Suzanne Poitou, à Hourtin.

Je suis allée consulter M. Edard, à Soulac ; il m'a fait un remède auquel je n'ai rien connu ; il a fait des gestes devant moi qui ne m'ont rien fait ; il m'a ordonné des tisanes, mais il ne m'a pas parlé de Dieu

Marguerite Grayac, journalière à Hourtin.

. . Edard m'a fait du bien, il m'a magnétisée à Soulac et m'a dit de prier Dieu; il m'a parlé de plaques de liége, m'en a expliqué l'usage en s'en frottant lui-même partout.

Marie Plantey, à Hourtin.

Etant malade, on m'a dit d'aller trouver M. Edard à Soulac; j'y suis allée, il m'a touchée et m'a indiqué la fièvre que j'avais; il m'a dit de prier le Christ d'avoir confiance en Dieu, et qu'alors je serais guérie Il m'a parlé d'une pile, je lui en ai acheté une que j'ai payée 25 francs.

Femme Castain.

M. Edard m'a fait beaucoup de bien; il m'a guérie en faisant des signes sur moi; il m'avait ordonné du sel, du porc et de la racine de patience.

Il m'a dit de prier Dieu et d'avoir confiance en lui il m'a parlé de plaques en me disant qu'elles étaient d'un prix élevé, vu qu'il ne pouvait donner son temps et ses plaques. Je crois que ce sont les signes de M. Edard qui m'ont guérie.

Femme Peyrusse. — Journalière à Hourtin.

Etant malade, je suis allée voir M. Edard qui m'a fait beaucoup de bien; j'avais la migraine et il m'a ordonné comme tisanne de la racine de fraisiers, d'asperges de l'orge et de la graine de lin; étant en deuil, il m'a aussi ordonné de mettre un foulard rouge sur mon foulard noir; il m'a touchée, il a fait des signes devant moi, et m'a dit de prier le bon Dieu; il a refusé de l'argent, mais il m'a annoncé qu'il se proposait de faire un dépôt de plaques de liége à Hourtin.

Marie Ballanger, à Soulac. — Je sais que M. Edard allait chercher des herbes à la plage, il m'en a ordonné ainsi qu'à une de mes amies, et nous nous sommes conformées à son ordonnance.

Jean Durandet (1).—*Je suis devenu aveugle par suite d*

(1) Déposition des plus curieuses et que nous signalons aux lecteurs.

la foudre; j'ai été incurable à la médecine, et M. Edard m'a rendu la vue; je ne sais ce qu'il m'a fait, mais il m'a touché. Cela se passait chez Ballanger, à Soulac; Mme Ballanger a éprouvé une telle émotion qu'elle en a pleuré. On m'a aussitôt conduit sur la dune en compagnie de plusieurs personnes et quand on m'a dit de regarder devant moi, j'ai vu la tour de Cordouan et un bateau qui passait à côté.

M. le Président. — Regardez le tribunal et dites-lui si vous le voyez?

Le témoin. — Je ne vous vois pas, messieurs, dedans je ne distingue rien, mais dehors je distingue tout. J'affirme que depuis le moment où je suis allé voir M. Edard, je vois de mieux en mieux.

M. le Président. — C'est, en effet, du miracle, et je désire pour vous que le miracle soit complet.

Me de Jouy. — Je voudrais savoir si le témoin peut seul se conduire dans les rues, ou bien s'il a besoin de l'aide d'un guide?

Le témoin.— Je me conduis quelque peu, cela dépend du temps.

Mintroche. — Aubergiste à Hourtin.

M. Edard est venu chez moi, il a soigné ma femme souffrante; depuis sa visite, elle n'a plus rien ressenti. M. Edard a refusé tout honoraire; toutes les personnes qu'il a vues, il les a soulagées, il les a guéries. Il y a quelques jours, passant devant le pré de M. Durandet, il m'a interpellé, j'ai causé avec lui, ce qui me prouve qu'il y voyait.

L'audition des témoins étant terminée, M. le Président procède à l'interrogatoire du prévenu Edard.

F. TÉCHENAY.

(La suite au prochain numéro.)

A la date où nous écrivons (20 octobre) la suite n'a pas paru.....

Pourquoi!!!

Je dois donc terminer ici le récit de mon procès, n'ayant plus aucun document authentique émanant de feuilles publiques qui puisse être reproduit :

Mais il ne sera pas inutile d'ajouter, toujours d'après l'*Avenir de Soulac* et la note du 12 septembre 1875, que *le Tribunal* de Lesparre, dans son audience du 28 août, sous la présidence de M. Faugas, juge d'instruction :

Entendu les conclusions de Me de Jouy ;

A prononcé :

1° Sur le chef d'Escroquerie : Acquittement.

2° Sur l'exercice de la médecine : Amende.

3° Sur l'exploitation d'un brevet : Amende.

Le ministère public en a appelé.

On a pu lire les dépositions des vingt et un témoins interrogés, au cours des débats :

Je crois utile de mettre sous les yeux du lecteur quelques documents qui sont en ma possession. Ces pièces seront ma réponse, aux paroles que M. Alquié, Procureur de la République, a laissé échapper pendant l'interrogatoire.

« *Je soutiendrai* (a-t-il dit) *que ce sont des grimaces et* » *des singeries que faisait M. Edard.* »

Eh bien, monsieur Alquié, voici des malades qui n'ont pas paru avoir à se plaindre *de mes grimaces et de mes singeries.*

Du reste, vous le savez bien :

1° Signatures des Personnes

Qui ont été guéries d'après les applications magnétiques de M. Edard :

1° Dame MAINTROSSE, boulangère,
2° Dame PLAUTEY,
3° VILLETORTE, Clément, forgeron,
4° Dame BÉNEYT,
5° Dame BERGÉ,
6° DROUET,
7° Dame CARDIN,
8° Anne PEYRUZE,
9° Marguerite CASTAING,
10° Femme PEYRUZE,
11° Dame MAINTROSSE.

Vu pour légalisation des signatures apposées ci-dessus,

Le maire d'Hourtin,

Signé : GOURDON.

(Lieu du sceau.)

2° Guérison de M. Job, Antoine.

Les soussignés déclarent et attestent en toute sincérité que le 2 juillet dernier, le sieur Job, Antoine, fut transporté de l'hôpital de Lesparre, chez le sieur Plantey, forgeron à Hourtin, pour être soumis à l'examen de M. Edard.

Le sieur Job ne pouvait faire un seul pas qu'à l'aide de crosses et avec de grandes difficultés, il souffrait horriblement.

M. Edard, en notre présence, le soumit à son action magnétique, durant une demi-heure environ.

Après quoi M. Edard dit à Job : Maintenant, laissez vos crosses, levez-vous et marchez. Et il s'est promené toute la journée à l'aide d'un bâton seulement.

Signé : MAINTROSSE,
JANTAU,
PLAUTEY,
Madeleine JANTAU,
Femme PLAUTEY.

Vu pour légalisation des signatures ci-dessus.

Hourtin, le 10 août 1875.

Le maire,
GOURDON.

(Lieu du sceau.)

AU DOS DE LA MÊME PIÈCE

1° M. Maintrosse certifie avoir vu le sieur Job marcher, pendant toute la journée, sur la place publique.

2° M. Déchelle, courrier de Lesparre à Hourtin, qui avait transporté Job, atteste l'avoir vu promener librement le lendemain de l'opération.

3° M. Dehucet (signature difficile à lire) interroge

Job, le 2 juillet, et Job lui répond qu'il va mieux et marche sans crosse.

4° M. Lusezrun dit à Job, le 2 juillet : Et la crosse?? Job répond : M. Edard vient de me la faire quitter. J'en ai plus besoin (*sic*).

Vu pour légalisation.

Le Maire,

GOURDON.

Déclaration de M. Antoine Job.

Je soussigné, *Antoine Job,* âgé de cinquante ans, *ouvrier mécanicien,* chez *M. Léon, conseiller général de la Gironde,* résidant à sa propriété du Flansaud, déclare et atteste en toute sincérité, que je suis tombé *infirme le 21 avril dernier* (1875), *que toutes mes extrémités étaient très enflées,* avec des douleurs atroces, et ne pouvant *faire un pas* qu'au *moyen de crosses* et avec la plus grande difficulté.

Le *vingt-neuf avril* 1875, je fus transporté à l'hôpital de Lesparre. Le médecin de cet hôpital, *M. Tronchet,* m'a appliqué successivement *cinq vésicatoires, des pilules dont je ne connais pas le nom* (sic) *en quantité et des* VERRES DE REMÈDES, *soit-disant calmants, qui n'ont fait qu'aggraver mon mal, de la suite desquels j'étais empoisonné.*

Ce médecin (*M. Tronchet*) *déclara à une personne de l'hôpital ne plus savoir quoi me faire,* dit qu'il voulait aller consulter *les médecins de Bordeaux*, et m'avait défendu de *bouger du lit.*

En ce moment, le *vingt-huit juin*, des personnes charitables de Hourtin venaient me voir à l'hôpital et m'apprirent que M. Edard était à Lesparre.

On me fit sortir du dit hôpital, pour me soumettre à son action magnétique, on me transporta près de lui.

« Je le priai de me soulager, avec d'autres personnes malades, qui l'en suppliaient;

» *Il nous répondit, qu'il ne le pouvait en ce moment, nous fûmes désespérés de cette réponse.* »

Sachant qu'il devait aller à Hourtin, le 1er juillet, je fus transporté dans cet endroit; on le supplia de nouveau de me soulager.

« *J'étais assis sur une chaise dans la cuisine de M. Plantey, en présence de ce dernier, de sa femme, de MM. Maintrosse et autres personnes ;*

» *Il me posa ses mains dessus* (sic), *il les descendit sur mes cuisses et jusqu'à l'extrémité de mes pieds*, et aussitôt, il me dit :

« Levez-vous et marchez, sans aide ni appui, et ne
» touchez plus à vos crosses. »

« *Je déclare et atteste hautement en toute vérité que je*
» *suis aussitôt levé sans douleurs et que j'ai marché toute*
» *la journée sans crosse, à l'aide seulement d'un bâton,*
» *dans le village de Hourtin et dont tout le village est*
» *témoin de ce merveilleux résultat.*

» Depuis lors, je mange bien, je dors bien et mar-
» che sans crosses ni bâton, c'est à M. Edard, que je
» dois ma santé et ma vie. »

En foi de quoi je délivre la présente attestation pour servir ce que de droit et partout où besoin sera.

Fait à *Hourtin, le* 9 *août* 1875.

Signé : JOB ANTOINE.

Vu pour la légalisation de la signature du sieur Job.

Le Maire,
Signé : GOURDON.

(Lieu du timbre.)

3° Guérison de Jean Durandet

« *C'est en effet du miracle, et je désire pour vous que le miracle soit complet.* »

Tout lecteur s'associera, en y applaudissant, à ces généreuses et cordiales paroles de monsieur le Président Faugas, s'adressant à Jean Durandet.

Attestation de M. L. Allin.

Le soussigné certifie et déclare devant qui de droit que le nommé *Durandet, Jean,* dit *Janti,* demeurant à *Magagnan-Nauyac,* a été atteint d'un *coup de foudre,* à la date du 27 *septembre* 1874, lequel lui a *complétement emporté la vue :*

J'en suis sûr : je l'ai parfaitement reconnu. Le 23 décembre suivant, le sieur Durandet m'invite à aller l● conduire *aux Olives* (Soulac), où il y avait un homme lui avait-on dit, qui guérissait beaucoup de maladies

J'ai été le conduire et il s'est présenté à cet homm et d'après l'avoir consulté et opéré (*sic*), le sieur Du randet s'est écrié : « *Oh! je vois le jour.*

Alors, l'homme en question, qui est M. Edard, lui répondu :

« C'est très bien et je réponds de vous guérir et vou » êtes comme guéri. » Ce que j'ai vu et entendu. »

Sortant de chez M. Edard, nous avons été nous pro mener sur la plage, *Durandet, Catherine Rey,* femm *Fauché* et *moi*, et l'ayant toujours au bras, j'ai dit à l femme Fauché :

« Tenez, voilà un navire trois-mâts qui met à l mer ! »

Durandet me dit :

« *Mettez-moi la vue dessus, voir si je le verrai* » ?

A l'instant, il m'a répondu :

« *Oh! je le vois! tenez, m'a-t-il dit, le voilà qui v » dépasser un autre navire!* »

Non! je lui ai répondu : « C'est le phare de Co douan ! »

« *Ah! c'est vrai! a-t-il dit, je le vois à présent.* »

Voilà la vérité pure et simple :

A notre retour, j'ai été consulter M. Edard voir s' pourrait me guérir d'une gastrite aiguë, il m'a donn des renseignements que j'ai suivis, mais non pa ponctuellement, mais malgré ma négligence, je m trouve beaucoup mieux *et je jure devant Dieu et devant les hommes que c'est la vérité pure et simple.*

Le garde particulier de M. le général comte de Roguet,

L. ALLIN.

En marge : Pour le prix de la consulte, il m'a été refusé.

L. A.

Vu pour la légalisation ci-dessus :

Le maire de Nangeac,

PLANTIER.

(Lieu du sceau).

Déclaration de M. Jean Durandet.

Je certifie que *le* 27 *septembre* 1874, *je suis été frappé* (sic) *par le feu d'un orage et au moment de l'éclair ma vue est disparue tout-à-coup.*

Je ne voyais plus rien.

Le 29 *du même mois*, je me fis transporter chez *M. Tronché*, ai aussi parlé à *M. Miallet*, tous deux *médecins à Lesparre ;*

Pour eux *j'étais incurrable,* me conseillèrent d'aller près des occulistes à Bordeaux (*sic*).

Le 12 *octobre* 1874, je me fis conduire chez *M. Meyer*, *occuliste à Bordeaux*, pas de soulagement d'aucune part.

Ayant appris qu'il y avait un homme à Soulac qui

guérissait de toutes sortes de maladies ; *le 22 décembre 1874*, je fus conduit par *Louis Alin*, garde-champêtre particulier du *général, baron Roguet*.

Ce bon monsieur est appelé M. Edard, de Paris, il me consulta, je lui déclarai le fait de mon malheur.

Ce monsieur parlant avec moi, il me fit asseoir auprès de lui.

Je ne sais ce qu'il me fit, mais à l'instant même je vis la lumière par la croisée de l'appartement.

Bien, dit-il, vous êtes guéri.

Je dis tant mieux.

Combien c'est-il que je vous dois !

Rien, me dit-il. — Remerciez le bon Dieu de m'avoir doué d'un pareil privilége ; ce n'est pas à moi qu'il faut remercier, c'est à Dieu.

Je fus guidé par le même guide sur le bord de la mer, il me dit : Voilà un navire trois-mâts qui passe près de Courdouan.

Faites-le moi voir.

Il me tourna la face vers le navire : Tiens, me dit-il, le voilà !

Et je le vis distinctement, ainsi que la tour de Cordouan.

Bref, que depuis cette époque, je vais toujours de mieux en mieux.

En foi de quoi je délivre le présent, qui, du reste, n'est que la vérité.

Signé : DURANDET.

Naugac, 22 août 1875.

Pour en finir, j'arrête ici les citations de mes cures magnétiques.

Il serait trop long de parder **DES 93 MALADES**, *dont j'ai dû m'occuper* et des incidents, qui se rattachent au traitement de leurs affections :

« **TOUS ONT PARU SE TROUVER FORT BIEN DE MES GRIMACES ET DE MES SINGERIES.** »

Une dernière lettre, venant de Soulac m'invite à une noce, qui doit être célébrée le 25 octobre prochain.

N'en déplaise à *M. Alquié, Procureur de la République,* c'est bien le cas de souhaiter aux futurs époux, avec M. le Président Faugas, « *que le miracle de santé recouvrée continue pendant de longues années de prospérité et de joie.* »

II

RAPPORT DES EXPERTS

CHAPITRE II

RAPPORT DES EXPERTS

NOMMÉS PAR M. LE PROCUREUR DE LA RÉPUBLIQUE

Pour l'examen des Appareils-Brevetés.

Quelle impression a pu laisser dans l'esprit du lecteur, la lecture du chapitre précédent ?

On a vu toute cette affaire *si grave,* comme l'écrivait un avoué, tomber à néant devant l'examen de la justice.

On a vu l'acquittement sur le chef d'escroquerie, prononcé par le Tribunal de Lesparre.

On a vu le sorcier, la Cour des Miracles, la sorcellerie s'évanouir devant l'examen de ce même tribunal.

On ne découvre pas un témoin à charge pendant six mois d'enquête minutieuse ;

Tous les témoins appelés *et intéressés à dire la vérité,* sont unanimes à défendre l'inculpé, dont ils avaient été les victimes !!

Car enfin, M. F. Téchency ne peut prétendre à être le seul homme d'honneur dans le Médoc, le seul capable de discerner le vrai ; le seul qui ne soit pas un *imbécile* (disons le mot, pour user de son style), *et si le Parquet a bien voulu l'entendre quand il est allé solliciter son attention* (1), LA COUR *a pu croire des témoins, Français eux aussi*, et pas plus *imbéciles* que d'autres (bien qu'ils ne soient pas rédacteurs), lorsqu'ils déposaient sous la foi du serment.

Evidemment ce procès n'avait pas de base raisonnable, appuyé sur le solennel témoignage de F. Téchency et *sur sa prière au parquet*.

Passons !

Mais un document plus sérieux, car il émane d'hommes graves, instruits, et hautement classés dans l'opinion aurait pu donner à ce procès une portée considérable.

Nous voulons parler du rapport, adressé, sous la foi du serment, par M. le docteur Ernest Berchou et M. Léon Périer, pharmacien-chimiste, au parquet de Lesparre.

Voici ce document, intégralement reproduit d'après la copie adressée à Me de Jouy, par le Greffier de la Cour, avec l'autorisation de M. le Procureur général au sieur Edard.

(1) Déposition Téchency, au cours de l'interrogation.

Rapport d'Expertise.

Nous soussignés, *Ernest Berchou*, docteur en médecine, de la Faculté de Paris, chevalier de la Légion d'honneur, etc..., et *Léon Périer*, pharmacien chimiste, officier d'Académie, etc..., domiciliés tous deux à Pouillac, Gironde,

Déférant aux réquisitions individuelles qui nous ont été adressées par M. le Juge d'instruction près le Tribunal civil de Lesparre, l'une le 20 mars 1875, pour M. Berchou, et la seconde, le 3 mai de la même année, pour M. Périer, à l'effet d'examiner un appareil remis au premir expert susnommé, et de dire dans un Rapport écrit :

Quelle est la valeur de cet instrument,

Et quels sont les services qu'il peut rendre à la médecine;

Déclarons avoir procédé comme suit, après avoir prêté spécialement, le 23 mars et le 4 mai de la l'année précitée, devant M. le Juge de paix du canton de Pouillac, délégué à cet effet, le serment de remplir en notre honneur et conscience la mission qui nous a été confiée.

Description de l'Appareil.

Nous devions, au préalable, rechercher le mode de construction de l'appareil confié à notre examen.

Le système se compose, ainsi que nous l'avons vé-rifié, d'une plaque de liége ordinaire de 20 centimètre de longueur, sur 9 de large et 27 millimètres d'épais-seur, arrondie sur les angles, de façon à représente sensiblement un parrallélipipède dont les arête longitudinales auraient été émoussées. Le liége es rugueux et fendillé çà et là.

Sur l'une des faces du solide, une partie unie, rec-tangulaire, spécialement travaillée dans la longueu totale de l'écorce et placée immédiatement au-dessou de la base correspondante, a reçu l'empreinte trè nette d'une estampe à feu, au moyen de laquelle o lit, dans un cartouche ovale de 4 centimètres sur environ, formé par deux branches de laurier, le mots :

PILE SÈCHE

G. ÉDARD, G.

B. S. G. D. G.

PARIS.

Inscrits sur quatre lignes, en regard de la base op-posée, et tel que nous l'indiquons ici.

La plaque de liége est percée de part en part, da toute sa longueur, de quatre trous d'un diamètre 8 millimètres espacés de 4 à 5 millimètres et dans ch cun desquels rentre, à frottement doux, *un tube cuivre jaune un peu plus court que la plaque.*

Chaque tube contient lui-même *un barreau aimar formé de cinq tiges d'acier reliées en faisceau par de attaches de fer,*

Et plongeant au milieu d'une *poudre noire* dont les *grains s'attachent en houppe aux pôles des barreaux.*

Enfin des bouchons de liége, coupés au niveau des bases du parallélipipède obstruent les tubes et les trous.

Tous les barreaux sont aujourd'hui **EXTÉRIEUREMENT** *oxydés.*

Le système entier pesait trois cent quatre-vingts grammes lorsque nous l'avons reçu.

Étude chimique de la poudre noire.

La *poudre noire* est la seule chose qu'il reste à connaître dans l'appareil ci-dessus.

Cette poudre est *entièrement minérale ;*

Car elle est indestructible par la chaleur rouge sou tenue ;

Elle sort intacte du creuset de platine, quelle que soit la longueur de l'expérience;

La propriété que possède cette substance d'être *attirable à l'aimant*,

Son éclat métallique,

Sa dureté,

L'aspect grenu qu'elle présente au microscope,

Son attaque difficile par les acides minéraux con centrés,

Conduisent aussitôt à la considérer comme un *silicate de fer*, magnétique, et :

C'est en effet, en présence de *la fayalite* que l'on se trouve lorsqu'on traite le minerai par la potasse et la chaleur rouge.

La potasse forme un silicate alcalin avec la silice du minerai et laisse du fer peroxydé accompagné d'un peu de magnésie et de quelques autres principes accidentels.

Le fer peroxydé provient du protoxide (1) de fer d'abord combiné avec la silice de la fayalite, et qui est passé à un degré supérieur d'oxydation pendant le traitement.

Ces équivalents chimiques démontrent indubitablement la transformation qui s'est opérée.

Provenance du minerai.

La fayalite se trouve en certaine quantité sur divers points du littoral océanique de la Gironde, notamment près de la pointe de Grave, à la Claire du Verdon, etc.

Elle provient de la désagrégation des roches basaltiques du plateau central de la France, ou chaînes des arvernes et des monts d'Auvergne.

Les affluents de la Dordogne, de la Garonne la jettent dans la Gironde, et la mer la blute à son tour et la lance sur le rivage.

(1) L'exploit sur papier timbré porte : *Protou que de fer* (sic).

Celle que nous avons ici, décèle son origine par un *goût salé et les principes qu'elle a entraînés.*

L'oxydation des barreaux aimantés contenus dans les tubes de cuivre n'a pas d'autre cause que la présence de ces sels, composés de chlorures alcalins avec des traces de sulfate.

D'après ce que nous venons de dire, *la valeur intrinsèque de l'instrument examiné est très peu élevée.* Il reste à déterminer si cet instrument a quelques propriétés qui lui donnent un prix sérieux.

Recherches des Actions voltaïques.

Si la fayalite est magnétique, sa conductibilité n'est cependant pas considérable.

Une couche d'un centimètre suffit pour intercepter un courant voltaïque dont l'homme peut à peine supporter les secousses.

Des expériences spéciales l'ont démontré.

Dans les tubes de cuivre de l'appareil Edard, une partie du sable noir sert d'armure aux barreaux de fer aimantés.

Le reste, qui est libre, tend à les isoler du cuivre, en nuisant ainsi à la *faible action électrique que pourrait développer le contact des deux métaux.*

D'un autre côté, le liége servant de manchon aux

tubes, les isole suffisamment pour que l'un d'eux, quel qu'il soit, et dans la position qu'il occupe, puisse être mis en communication avec l'une des électrodes d'une forte bobine d'induction, sans que l'on ressente aucune action en tenant d'une main le bois et de l'autre l'électrode opposée.

On peut même approcher cette seconde électrode jusqu'au contact d'un second tube, aussi voisin qu'il soit des premiers, sans éprouver la moindre commotion.

Nous avons fait, d'ailleurs, d'autres recherches avec les instruments les plus sensibles de la physique.

Nous avons approché l'instrument Edard, dans son intégrité, de l'*Electroscope à feuille d'or;*

Et nous n'avons encore constaté aucun effet sur cet instrument cependant si délicat.

Les expériences ont été variées en enlevant les bouchons obturateurs des tubes, mais cette fois encore, nous n'avons pu rien obtenir.

Des frictions vigoureuses sur les surfaces de l'appareil ont conduit à un résultat tout aussi négatif.

L'ACTION ÉLECTRIQUE DE L'APPAREIL EST DONC ABSOLUMENT NULLE.

Avec le *Galvanomètre,*

Les mêmes essais reproduits dans le laboratoire de physique de la faculté des sciences de Bordeaux ont achevé de nous convaincre que :

L'appareil Edard n'a ni puissance d'électricité statique, ni puissance d'électricité dynamique.

Recherches des Actions magnétiques.

Si nous avons pu obtenir de *grandes perturbations de l'aiguille aimentée* en approchant d'elle la *pseudo-pile sèche* :

Les mêmes effets se sont reproduits quoi qu'à un degré moindre au voisinage d'objets en fer, ciseaux boîtes, etc.

Il n'y a donc rien de particulier dans l'instrument, comme effet magnétique.

Recherches de l'action thérapeutique.

Les actions électriques de l'appareil Edard étant *complétement négatives :*

L'étude des effets thérapeutiques doit se borner uniquement à la question magnétique.

Or, il est incontestable que le magnétisme a donné de bons résultats, principalement à l'aide des armures inventées au dernier siècle par le père *Hell, astronome de Vienne,* en Autriche, et modifiées depuis,

Succès que la mode et le charlatanisme ont toujours exagérés.

Toutefois, il nous paraît certain que tel n'est pas le cas de la plaque de liége Edard avec ses tubes, ses faisceaux et sa fayalite.

L'expérience a été faite, d'abord, sur des personnes *saines* et *sur nous même* pour observer les effets physiologiques, et ces effets se sont bornés *à ceux* que produit le simple frottement d'une brosse ordinaire vigoureusement promenée sur le corps.

Par conséquent l'action physiologique n'a rien de spécial.

Les douleurs rhumatismales au genou, une sciatique, un rhumatisme de l'épaule n'ont pas eu plus de soulagement que par la friction simple, et l'application prolongée, à la plante des pieds ou sur d'autres parties douloureuses, mais sans friction, n'a pas déterminé d'amélioration sensible.

Nous avons pratiqué sans succès des essais de toute manière, connue pour les recherches purement physiques, et il n'y a là rien d'étonnant puisque les armures magnétiques elles-mêmes, perdent toute leur action lorsqu'elles ont été mises pendant quelque temps en contact avec la peau, et qu'il faut en multiplier les paires à des hauteurs différentes quant on veut obtenir, par leur influence, quelques rares effets sérieusement curatifs.

L'action thérapeutique est donc aussi contestable que l'action physiologique.

Conclusions.

L'appareil Edard ou pile sèche de l'auteur,

N'engendre aucun effet d'électricité statique ou dynamique;

On ne peut donc le nommer électro-magnétique.

L'action magnétique du système n'est pas sensible sur le corps humain, et n'y détermine même pas les contractions fibrillaires normales et si remarquables, qu'il est aisé de constater en examinant un moment à nu la région du mollet.

La *pseudo-pile sèche* ne peut produire d'autres effets curatifs que ceux qui surviennent à la suite de frictions sèches.

Et c'est au liége seul que pourrait être réellement attribué le soulagement survenu dans des cas particuliers.

La valeur pécunière de l'appareil est par ces motifs très faible.

En foi de quoi, nous avons dressé le présent rapport le 25 juin 1875, à Pauillac.

Pour copie conforme, délivrée avec l'autorisation de M. le Procureur général au sieur Edard :

Le greffier à la Cour,
EUG. LAFARGUE.

(Coût : 7 fr. 60.)

Tel est le rapport des Experts : et certains passages, marqués en italiques, ne laisseront pas que de surprendre les savants :

Pour ne pas anticiper sur les moyens de

la défense, je laisse à mon avocat, Me DE JOUY, de répondre d'abord aux allégations scientifiques D'UN AUTRE AGE de MESSIEURS LES EXPERTS.

Cette réfutation sera insérée dans une nouvelle édition.

Le lecteur aura pu voir, dans le chapitre premier, que les résultats de cette pseudo-pile sèche, sont assez étonnants !!

Aussi étonnant le succès de cette pile que la négation de pile possible quand trois métaux sont en contact.

III

PROCÈS A PROPOS DE MAGNÉTISME

CHAPITRE III

PROCÈS A PROPOS DE MAGNÉTISME

LUTTES SCIENTIFIQUES ET JURIDIQUES

DU MAGNÉTISME MILITANT

Peu de personnes, à moins qu'elles n'aient fait du magnétisme l'objet de leurs recherches, connaissent les tempêtes que cette science a dû affronter depuis les efforts de Mesmer pour en répandre la pratique.

Les académies ne furent pas les seules à repousser et à poursuivre cette doctrine : longtemps elles cherchèrent à étouffer ce germe fécondant, qui devait déverser tant de bienfaits sur la classe deshéritée de ceux qui souffrent, et lorsque les anathèmes scientifiques devinrent impuissants; on appela à la rescousse l'appui du bras séculier :

L'intervention de la justice dans une question scientifique et médicale fut impuissante, elle aussi peut enrayer le magnétisme ; et par cela même que la compression ne peut jamais arrêter les idées : le mouvement fut peut-être ralenti, il ne fut pas anéanti.

La vérité, sous quelque forme qu'elle se présente, dans le domaine de la science exacte ou de la philosophie arrive toujours à son expansion, Dieu l'a voulu : comme la lumière, tôt ou tard, Elle rayonne à travers le nuage et la tempête, qui momentanément ont pu obscurcir son éclat.

Il est même une loi de l'histoire (bien singulière mais toujours réelle), les grandes vérités ne se font jour que par la persécution et la persécution est en rapport direct avec la puissance du germe vivifiant qu'elles doivent déposer dans l'humanité.

Mesmer naquit en 1744.

Dès l'année (1775), nous voyons le révélateur moderne du magnétisme commencer sa pratique médicale.

Obligé de quitter sa patrie il vient en France, soumet sa doctrine à l'Académie des sciences et à la Société de médecine : les deux Sociétés repoussent ses idées.

La tempête est déchaînée, les condamnations commencent à pleuvoir: l'ère des procédures ne fait que s'ouvrir encore.

Et pourtant que poursuivaient Mesmer et ses disciples, un but humanitaire; les effets surprenants du magnétisme, employé comme agent thérapeutique leur avaient dicté ces paroles :

« Nos fils, disaient-ils, ne tomberont plus qu'à l'ex-

» trémité de la décrépitude. Il n'y aura plus rien dans » les hôpitaux qui révolte l'humanité. On parcourra » doucement la carrière de ses jours, et la mort sera » moins triste, parce qu'on y arrivera de la même ma- » nière qu'on s'avance dans la vie.

» Les peuples sains et robustes pourront écarter les » épidémies, les maladies amenées par le cours des » siècles, etc.

» Les hommes ne connaîtront nos maux que par » l'histoire ; leurs jours prolongés agrandiront leurs » projets et les consommeront ; ils jouiront de cet âge » si vanté, où le travail se faisait sans peine, la vie » passait sans chagrin et la mort approchait sans » horreur. »

Et, enfin, ces belles promesses étaient publiées et accompagnées de réflexions non moins étranges, *dit le baron* Du Potet :

« Ce que nous venons d'annoncer, paraît respirer » l'enthousiasme, disaient-ils ; mais on saura, un jour, » que nous avons ménagé la disposition des esprits, » et que nous sommes demeurés au-dessous du sujet » que nous avions à peindre.

» Il faudrait nous reporter, *ajoute M. Du Potet*, à » cette époque, et en feuilleter les archives, pour » avoir une idée de l'agitation dans laquelle cette » simple question du magnétisme avait jeté la France.

» D'un côté, on voyait les corps savants, aveuglés » par l'esprit de parti, chercher à proscrire cette dé- » couverte ; de l'autre, une partie de la cour et de la » ville embrasser avec chaleur la nouvelle doctrine, et

» prendre fait et cause pour Mesmer, dont le carac-
» tère avait su se concilier l'estime générale.

» Les uns niaient tous les faits de la magnétisation,
» ou les expliquaient par des causes erronées, que je
» vous ferai connaître plus tard.

» Les autres, au contraire, adoptaient tout ce qu'a-
» vait dit et prescrit leur chef, et par cela même
» allaient beaucoup trop loin dans leur croyance.

» La guerre était vive des deux côtés : Paris était
» inondé de brochures (*il en a paru plus de cinq cents*
» *dans l'espace de dix-huit mois*) ; l'esprit, l'érudition et
» le sarcasme y brillaient tour à tour.

» On croirait difficilement aujourd'hui à tant d'irri-
» tation, si des témoignages irrécusables n'étaient là
» pour nous révéler l'acharnement des deux par-
» tis (1). »

C'est alors que la Faculté de Médecine, pour maintenir son arrêt du 27 août 1784, interdisant à trente docteurs l'exercice du magnétisme (2), invoque contre les récalcitrants l'intervention de la justice.

La médecine impuissante à lutter, par ses propres forces, sentait déjà le besoin d'une force autre que la science pour maintenir ses priviléges, ses droits et ses revenus menacés.

Les docteurs *Deslon*, médecin du comte d'Artois, et *Varnier*, confient à l'avocat Fournel la rédaction d'un mémoire justificatif.

(1) *Traité de Magnétisme*, baron Du Potet, pag. 16 à 17.
(2) Brochure du docteur Douglé, 1785.

Le *papier timbré* fut dès lors introduit dans une question scientifique ; et depuis 1784 nous pouvons voir que cette coutume n'a pas été réformée.

Dix-sept avocats (nous disons bien dix-sept) s'associent à leur confrère *Fournel* et soutiennent ses conclusions *blâmant la Faculté d'imposer à ses membres,*
» *sous peine de déchéance et de retrait de traitement,* le
» serment de ne jamais croire au magnétisme et de
» s'en déclarer jamais partisans. »

Or, les arrêts de la Faculté faisaient loi!!!

« Cet acte d'iniquité d'un corps qui devait se res-
» pecter, contribua beaucoup à augmenter les parti-
» sans de la nouvelle doctrine ; et ce qui devait encore
» donner plus de fondement au système de Mesmer et
» ébranler le respect que quelques personnes conser-
» vaient encore pour la décision des savants qui l'a-
» vaient jugés, *ce fut la résolution de M. de Jussieu,*
» qui ne voulut pas signer le rapport fait par Mauduit,
» Audry et Caille, avec lesquels il avait également été
» chargé de l'examen (1). »

Survint la Révolution française, et les préoccupations politiques firent oublier, pour un instant, les luttes médicales et scientifiques.

Mais l'arrêt du 27 août 1874, qui avait frappé Mesmer, dans ses disciples, resta comme une menace permanente suspendue sur les adhérents, qui se rallieraient au magnétisme.

Après Puységur (1784) qui révéla spécialement l'hyp-

(1) Baron du Potet, *Traité de Magnét.*, p. 20.

notisme, nous voyons Deleuze reprendre, en 1813, les travaux de ses devanciers. « Deleuze, à la véracité, à la probité, à l'honneur duquel votre commission se plaît à rendre hommage, disait le docteur Husson, dans son rapport à l'Académie de médecine, le 13 décembre 1825 (1). »

En 1819, le docteur *Bertrand*, ancien élève de l'Ecole polytechnique et directeur de la Faculté de Paris, ouvre un cours de magnétisme qu'il continue avec éclat pendant les années 1820 et 1821. Il publie, en 1822, son *Traité de sonnambulisme* (2).

Enfin, *le 7 janvier* 1826, le magnétisme obtint à l'Académie les honneurs de l'examen, et son étude fut confiée à une commission permanente.

Progrès, assurément, peu sensible encore; mais enfin, c'était une victoire acquise à la doctrine. Hélas! si la doctrine semblait triomphante, les disciples de Mesmer avaient encore de rudes assauts à soutenir avant de toucher au triomphe.

Que l'on en juge par ce qui va suivre :

L'Académie a entendu le célèbre rapport du docteur Husson depuis le 17 décembre 1825 ;

Le 10 janvier 1826, elle a voté une commission permanente dont elle choisit les membres le 28 février de la même année ;

Le 21 et le 28 février 1831, M. Husson, rapporteur, donne lecture de son travail ;

(1) Du Potet, *Traité de magn.*, page 77.
(2) *Ibid.*

La question du magnétisme est à l'ordre du jour! L'Hôtel-Dieu et les hôpitaux majeurs de la capitale auront vu les expériences les plus intéressantes se produire; la chirurgie aura appelé le magnétisme à son secours dans les opérations les plus graves (1); certains docteurs, et des plus célèbres, auront dû se rendre à l'évidence des faits;

Le magnétisme touche au triomphe!!

Nous sommes bien en 1836; la Charte et le régime constitutionnel ont succédé à la Restauration et à l'Empire; un mariage de convention a réuni les partisans de l'antique royauté et les fils de la génération nouvelle.

Un Homme a dévoué sa vie à l'Œuvre de Mesmer, la nature l'a doté de la plus grande puissance;

Il est appelé près du lit des malades, dont la médecine s'avoue impuissante à prolonger l'existence;

Il étend la main, et les malades recouvrent la santé;

Les incrédules de l'Académie ont appelé cet Homme, ils veulent, *de visu*, constater les merveilles que l'on raconte de son pouvoir et les *incroyables dires* qui circulent sur Lui :

Cet Homme opère, et l'académicien incrédule, *subitement cloué* sur son fauteuil, doit s'incliner en tout honneur devant cette force nouvelle qu'on vient de lui démontrer.

Tout Paris a couru sur les pas de Cet Homme, dont

(1) Amputation du sein par le docteur Cloquet, avril 1829, sur une malade magnétisée par le docteur Chapelain.

les travaux gigantesques auraient suffi à consumer vingt vies;

Les Têtes Couronnées, les Grands et les Puissants, ont humblement frappé à sa porte comme de simples humains ;

Il leur rendit et la santé et la vie.

Il n'avait qu'à désirer, car richesses et trésors lui étaient offerts :

Mais au Possesseur de l'Or, Il recommanda d'être humain et de laisser sa trace comme une rosée bienfaisante sur les douleurs qui l'entourent;

Au Puissant, Il rappela que le *Législateur est le Père du Peuple* et qu'il est noble et grand *de défendre* l'Humble et le Petit, écrasés sous la botte du riche égoïste et de l'opulence sans entrailles.

A Tous, Il rapppela *Dieu, la grandeur de l'âme, la noblesse de l'homme.*

A chacun sa dignité.....

Eh bien! le 15 *juin* 1836, *je retrouve* **CET HOMME** *sur le banc des accusés,* **COUPABLE D'AVOIR DÉPLU** *à un recteur inconnu de la Faculté de Montpellier.*

Cet homme s'appelait pour *tous*

DU POTET DE SENNEVOY.

Pur nous, il se nomme toujours

LE PATRIARCHE DU MAGNÉTISME MODERNE.

La parole de Cet Homme ne saurait être déflorée par

une citation : A titre d'hommage et de vénération, nous ne pouvons mieux faire que de reproduire son plaidoyer, plainte éloquente et sortie du cœur, dictée par l'amour de la seule vérité.

LES PROCÈS DE M. DU POTET

L'UNIVERSITÉ DE MONTPELLIER

ET

LE MAGNÉTISME ANIMAL

Montpellier, moderne Epidaure, dit-on, ville magnifiquement située, j'ai cherché dans tes murailles le Dieu qu'adorait jadis la Grèce entière, je n'y ai trouvé que ses fils dégénérés!

Le ciel brillant et sans nuages n'inspire point ceux qui vivent sous ses douces influences. La science pauvre, c'est-à-dire, la science de mots, y habite comme partout ailleurs et les esprits s'en contentent; mais les merveilles qu'enfante le génie ne se produisent point à Montpellier.

Ce feu divin qui animait Esculape ne brûle ici personne; la médecine n'a point d'oracles; les temples sont muets, personne n'y vient pour entendre le Dieu; son nom et son histoire n'y sont rappelés que pour ne pas manquer aux traditions de l'école; personne d'ailleurs ne comprendrait aujourd'hui les anciens temps et leur divin langage.

La richesse actuelle des temples où on enseigne l'art de guérir consiste en squelettes, véritables images du néant; rien n'y rappelle l'origine de cet art si vanté.

L'action occulte exercée par les prêtres d'Esculape est inconnue, on ne sait procurer du sommeil aux malades qu'en leur donnant force poison; pour les guérir de la fièvre on leur tanne l'estomac avec l'écorce du Pérou, et, comme partout ailleurs, l'orgueil des apôtres de cette science bâtarde se révolte contre la doctrine nouvelle, et ceux qui la professent doivent fuir, pendant longtemps encore, les lieux qui un jour la verront florissante.

Dans ces derniers siècles quelques hommes brillèrent ici d'un éclat inconnu aileurs.

L'école de médecine était alors florissante; sa renommée excitait l'envie et servait d'émule aux autres écoles de l'Europe.

Les savants à qui Montpellier devait sa renommée ne transmirent que leurs écrits.

Le génie médical ne passa point des livres dans les intelligences. Pas un mécecin ne pourrait, aujourd'hui, comprendre Hippocrate, et ses œuvres n'ont enfanté que des disputes.

Le génie a besoin du langage parlé; il faut qu'il touche les hommes, qu'il entre, pour ainsi dire en eux, pour communiquer ce qu'il a conçu. Heureux sont ceux qui approchent un homme de génie!

Les rayons qui l'entourent, les échauffent, ils vivent de sa vie, et sont comme lui, bientôt capables de comprendre les sentiments secrets qui les guident dans leur pratique.

Les peuples de l'antiquité avaient bien mieux compris la science et les moyens de la transmettre ; mais d'autres que moi parleront bientôt du passé qui fut grand ; ils y ramèneront les hommes studieux, et tant de travaux perdus aujourd'hui seront alors profitables.

J'ai essayé de répandre à Montpellier les germes de la médecine de la nature ;

J'ai appelé prêtres et disciples de la médecine des drogues : les disciples seuls ont répondu.

Ceux qui guident cette jeunesse dans la science doivent être fiers de leurs dédains. Il est vrai qu'il ne s'agissait que d'un moyen certain de guérir les maladies les plus rebelles à la médecine ordinaire.

Il est vrai encore que sans le magnétisme et le somnambulisme l'homme ne peut se connaître, mais guérir et se connaître sont deux rêveries du temps passé qui ne méritent pas examen à Montpellier.

Pour les habiles de cette ville *je suis un charlatan, un jongleur*. Ils verraient *des effets qu'ils ne croiraient pas au magnétisme.*

Ces gens qui tous les jours administrent des remèdes sans savoir comment ils agissent, nient des effets nouveaux parce qu'ils ne peuvent se rendre compte de leur action! O stupidité humaine, c'est dans la tête de ces prétendus savants que se trouve ton empire!

Les prêtres aussi sont contre le magnétisme ; mais

ses effets sont véritables ; seulement *c'est le diable qui par moi les produits ; et celui qui se fait guérir par le magnétisme peut bien sauver son corps, mais il perd son âme.*

Mais, comme il est dangereux de répandre une chose qui n'existe pas, comme il est criminel de faire connaître une chose qui est, mais qui vient du malin esprit, l'Université de Montpellier, bien éclairée, me fera défendre par son recteur d'enseigner le magnétisme. Bien plus, ce même recteur me signifiera, de vive voix, qu'il s'opposera à ce que je reçoive chez moi des personnes pour les instruire du magnétisme, prétendant avoir ce droit. Comme on le voit, l'absurde ne le cède en rien à l'arbitraire.

Ce n'est pas à la science à qui vous devez vous adresser, vous, hommes au cœur généreux ; vous que la charité porte jusqu'à user votre vie à répandre une doctrine qui doit un jour faire le bonheur de l'humanité !

Chassez de votre cerveau toute pensée d'espoir de voir les savants accomplir votre œuvre !

Rappelez-vous que c'est un culte nouveau que vous enseignez aux hommes, et que tout ce qui vit de l'ancien sera nécessairement contre vous.

C'est au peuple, c'est à celui que l'erreur exploite depuis tant de siècles, que vous devez vous adresser ; il saura vous comprendre, et si vous avez réellement la vérité avec vous, c'est là d'abord où vous devez chercher à lui faire prendre racine.

N'appelez point à vos enseignements les hommes

qui sont depuis longtemps consacrés à l'erreur, car ils n'y viendront que pour y porter le trouble ; et si vous avez un instant de faiblesse, ils en profiteront pour égarer de nouveau ceux que vous aurez persuadés.

J'adjure ici tous ceux qui, comme moi, cherchèrent, dans divers temps, à convaincre les médecins de la supériorité du magnétisme comme moyen de traitement sur la plupart des agents connus, de dire ici, si, à de petites exceptions près, tous ne tinrent pas la même conduite.

Le cœur se remplit de tristesse à cette pensée, l'envie vous prend de dénoncer tout haut cette félonie. La hardiesse du langage animé par le vérité vous donnerait une force bien puissante contre de tels ennemis ; mais où sont les hommes qui, certains de leur bon droit, aient encore le courage de s'exposer pour le faire triompher, j'ai été souvent blâmé, même par les personnes qui avaient de l'estime pour moi, pour avoir mis trop de chaleur dans mes discours.

De tels amis sont toujours prêts à vous désavouer si la faveur du public cesse de vous accompagner.

Il est donc bien vrai qu'il ne faut compter que sur soi dans la vie ; il est donc bien vrai que la vérité ne trouve de l'écho dans le cœur des hommes, que lorsque celui qui la répand affronte l'erreur sans craindre ces embûches.

Il ne doit donc rien céder à ses ennemis, ou il en est méprisé, et ils tirent avantage de sa courtoisie que l'on regarde comme un signe de faiblesse et d'impuissance. Il faut en tout lieu faire ressortir les contradictions de leur art mensonger. Il faut constamment les opposer l'un à l'autre, et faire reconnaître le manque de jugement de chacun d'eux.

Il faut citer les meurtres patents occasionnés par leur peu de lumières, et rappeler sans cesse que la médecine n'a pas d'autres origines que le magnétisme, que cette science fut à son berceau toute de pratiques magnétiques, et le prouver, en guérissant publiquement des maladies par des procédés que les médecins d'aujourd'hui ne connaissent plus.

De cette manière on verra leur fierté diminuer; ils rechercheront les traces du pouvoir que vous exercez avec tant de facilité.

Ils l'emploieront d'abord dans le silence; mais bientôt ils seront vos rivaux, rivaux redoutables, car ils ont plus de science que vous, l'humanité commencera à respirer, et c'est à vous, magnétiseurs actuels, si vous avez du courage, c'est à vous qu'elle devra un bonheur acheté par le tourment de toute votre vie!

Heureux de vous donner l'exemple du courage, j'ai été planter le drapeau de la foi nouvelle où règne l'erreur, et attaquer un corps redoutable. Il méprise un ennemi qu'il croit faible.

Le temps lui apprendra bientôt que, dans les combats que se livre la science, la victoire ne reste pas toujours aux gros bataillons.

Comme Luther, j'ai crié réforme! et publié mon manifeste! Mais ce n'est pas contre le pouvoir de délier les âmes que je viens m'élever, c'est contre le pouvoir plus terrible d'asservir les corps et de les appauvrir.

A mon approche les sentinelles ennemies ont crié qui vive !

Magnétiseur? ai-je répondu,

L'alarme a été de suite au camp. *Un vieux canonnier, devenu recteur, a été prévenir la justice*, et lui dire qu'un insolent osait jeter des pierres dans la place, au risque de briser les vitres de ses vieux édifices. Je vous respecte, criai-je de loin à la justice! ne me troublez point ; laissez vos savants se défendre eux-mêmes, leurs arsenaux sont remplis d'armes meurtrières, et je n'ai que mes bras ; la vue du sang qui coule ne leur fait pas peur, et moi elle me remplit d'effroi ; ils sont nombreux, je suis seul ; ils sont riches, je suis pauvre. C'est moi que vous devez couvrir de votre égide, car mon but est noble et mes intentions pures.

Ecoutez ! Jugez !

Écoutez ! le génie de l'homme est en travail, un grand problème va être bientôt résolu. Ne découragez pas l'homme laborieux qui vient hâter cet heureux moment !

Prêtez-lui votre appui, l'humanité vous en saura gré; car c'est sa loi que nous allons découvrir ; c'est la lumière qui va paraître après de longs siècles d'obscurité !

Si tu fais quelque chose contre la justice,
tu ouvres une porte à la crainte.

Je devrais trembler en présence de la justice, et pourtant je suis parfaitement rassuré.

Ah ! c'est que condamné ici, je trouverais de nombreux défenseurs, et bientôt ma cause étant reconnue comme juste ; mes juges seraient eux-mêmes soumis à un tribunal dont les arrêts sont souverains.

Avançons ! peut-être aussi trouverons-nous protection, il est, parmi les gens que nous attaquons, des hommes qui gémissent du mal qu'ils voient, sans pourtant cesser d'en être parfois les instruments.

Ceux-là du moins ne nous persécuteront point, et si leur bouche reste muette, leur cœur parlera pour nous, attaquons donc sans ménagement tout ce qui fait obstacle à la vérité !

Mais dans le pays le plus libre de la terre, la parole est mise en régie. Il n'est pas possible de faire connaître une vérité à des concitoyens sans une autorisation d'un recteur d'académie, ainsi le veut la loi ; loi faite par des mandataires éclairés.

Enseignons pourtant malgré la loi !... Enseignons !... Et puisque la foule est là qui m'attend, ne reculons pas devant une menace, Messieurs ! *La nature offre un moyen universel de guérir et de préserver les hommes.*

La médecine ne veut pas que cela soit vrai. Elle jette le blâme sur ceux qui s'offrent de vous en convaincre. Imiterez-vous sa conduite ? et ne pourrai-je, sur quelques-uns d'entre vous, justifier les magnétiseurs du soupçon d'imposture qui pèse sur eux ?

Refuserez-vous de voir les faits mis en doute ?

Les merveilles du magnétisme ne doivent donc plus trouver d'oreilles pour en entendre le récit et d'yeux pour les voir !

Venu exprès dans votre ville pour provoquer un

examen public du magnétisme, partirai-je avec le regret?...

Mais quel est ce tumulte et ces cris? Des hommes de police, dit-on, envahissent mon domicile, une dénonciation du recteur est parvenue au procureur du roi, et le flagrant délit d'enseignement est constaté.

Maintenant, les assignations pleuvent partout; quinze ou vingt témoins sont cités, et à chaque instant je reçois de nouvelles visites d'hommes chargés du repos de la France.

Allons devant la justice! C'est un honneur pour moi, car c'est une sainte cause que je vais défendre!

LE MAGNÉTISME DEVANT LA JUSTICE

PREMIER PROCÈS

POLICE CORRECTIONNELLE

15 JUIN 1836

Messieurs les juges,

Je viens devant vous avouer un fait qui m'honore; je viens vous dire en face que j'ai osé braver l'Université de Montpellier, en appelant, malgré sa défense, non point seulement la jeunesse des écoles, mais le public entier de cette ville, à des récits de faits qui doivent être connus de tous.

Oui, Messieurs, j'ai osé dire devant un grand nombre de personnes ce que j'avais fait pour la science, et ce qu'elle attendait de moi.

J'ai osé solliciter l'examen public, non point d'une doctrine, mais de phénomènes extraordinaires que les savants de votre ville ignorent.

Je dois le dire, la jeunesse est accourue et vous aurez un jour à l'en remercier, elle a voulu se former une opinion sur une chose en dehors de la science actuelle ; elle a voulu savoir si le discrédit jeté par les savants sur le magnétisme l'avait été en connaissance de cause. Ces jeunes hommes ont voulu se servir de leur sens pour examiner ; et dédaignant, pour un instant, les traditions de l'école, ils sont accourus voir des phénomènes nouveaux qui passent toutes croyances.

Pouvez-vous me condamner pour ce fait.

Est-ce un cours de médecine auquel ils ont assisté ? Mais si je le disais, un haro s'élèverait à l'instant contre moi pour me démentir, bien que cependant le magnétisme guérisse sans remède un grand nombre de maladies.

Ayez donc la bonté de me dire ce que j'ai enseigné ? Vous n'en savez rien ; vous ne pouvez rien en savoir, et l'Université n'est pas plus instruite que vous ; ceux que j'ai initiés vous le diront bientôt, car vous irez vous-mêmes, pour vous éclairer, assister à leurs expériences; mais lorsqu'ils voudront s'expliquer devant vous, vous verrez leur embarras, car ils manqueront de termes; il n'en est pas encore pour faire comprendre le magnétisme.

Si vous me condamnez pour avoir fait connaître un ixième sens, vous auriez donc condamné Paganini pour avoir tiré des sons nouveaux de son instrument; l'abbé *Parabère*, parce que son organisation lui fait trouver des sources.

Et le premier homme qui aimanta un barreau de fer et le présenta à la foule, était donc coupable aussi? Non, non, il n'est point de loi pour ceux à qui se révèle l'inconnu.

Vous ne pouviez m'atteindre qu'avec la loi des associations, car j'ai reçu plus de vingt personnes à la fois. Mais je serais venu vers vous plein de confiance, je vous aurais raconté naïvement ce qui se passait chez moi, et vous n'y auriez rien trouvé de blâmable. Je ne me mêle ni de politique, ni de religion, ce n'est point un dogme nouveau que je cherche à répandre, mais une chose plus utile, la découverte d'une force physique dont le foyer est dans nos propres organes, est-ce un motif pour me condamner?

Auriez-vous condamné Galvani et Volta, s'ils fussent venus vous démontrer les incroyables effets d'une pile de métaux diversement superposés? Non, vous seriez allé les premiers assister à leurs expériences; vous auriez fait des vœux pour qu'une semblable découverte fût utile à l'humanité, et encourager de tout votre pouvoir les expériences faites par des hommes éclairés qui enrichissaient la science d'une belle découverte.

Et, si le premier, qui fit une machine électrique, eût appelé le public pour être témoin des merveilles de son instrument, auriez-vous puni cet homme pour n'avoir pas demandé une autorisation à l'Université pour produire sa découverte au grand jour?

Harvey et *Jenner* n'eussent donc pas trouvé grâce devant M. le recteur? L'un prouvant publiquement la circulation du sang, l'autre faisant connaître les bienfaits de la vaccine, ne pourraient donc, de notre temps, établir leurs découvertes?

Mais les juges qui auraient condamné ces heureux enfants du génie, eussent été livrés à la risée publique; et, comme les juges qui condamnaient *Galilée*, leurs noms flétris eussent survécu au temps!

En quoi, plus qu'eux, suis-je donc coupable, et pourquoi me condamneriez-vous?

Est-ce pour avoir répandu des idées contraires aux bonnes mœurs? Mais jamais paroles ne furent plus morales que les miennes. J'apprends aux hommes à faire un noble usage de leur vie.

Encore une fois, est-ce pour m'être mêlé des affaires politiques? Ce que j'enseigne éloigne des discussions de ce genre.

Est-ce enfin pour avoir lutté avec l'Université sur une science de son domaine? Non, cent fois non, jamais l'Université n'a parlé de magnétisme et n'a magnétisé. Si l'on dort à l'Université, c'est du sommeil naturel et non point du sommeil lucide.

Quelques-uns des membres de ce corps sont-ils venus dire à la foule assemblée : « L'art que nous en-
» seignons est tout-à-fait conjectural; mais il y a dans
» la nature une chose ignorée du plus grand nombre :
» un principe supérieur à notre raison. Celui qui sait
» l'employer, serait-il du dernier rang de la société,
» produira des merveilles supérieures aux œuvres des
» plus grands génies. »

Oh ! non, l'Université n'a dit rien de semblable ; elle ignore ce que c'est que le magnétisme, et, tandis que dans d'autres pays on étudie avec soin ses effets, on n'en parle ici que pour le combattre et tourner en ridicule ceux qui y croient.

Par quelle fatalité l'*habile recteur de l'Université de Montpellier* a-t-il été entraîné à me défendre d'enseigner une découverte qui n'existe pas selon lui ?

Craignait-il que j'abusasse la jeunesse par des faits mensongers ?

Mais l'erreur aujourd'hui ne peut durer longtemps. Si mes expériences se font au grand jour et sur mes propres élèves, je ne puis avoir de compère, et, alors, si je n'ai point de compère et que je ne sois point un charlatan, quel homme est-ce donc que M. le recteur?

L'Université ignore ce qui se passe chez moi ; les phénomènes que je provoque lui sont inconnus ; elle me fera cependant défendre de faire et dire quoi que ce soit !

Mais il me semble que si je puis marcher sans aucune autorisation du Ministre de l'instruction publique et du recteur de l'académie de Montpellier, je puis aussi magnétiser sans leur consentement, car marcher et magnétiser sont deux propriétés naturelles de l'homme.

Il est vrai, Messieurs, qu'interrogé sur les conséquences des phénomènes magnétiques, j'ai bégayé ce que ma faible raison en avait aperçu.

Mais pouvais-je être seulement une machine physique, et aurai-je à regretter de n'être pas muet? Peut-être ai-je déploré devant mes auditeurs l'aveuglement des savants qui laissaient, à un enfant perdu des sciences, le soin d'accomplir leurs tâches.

Là serait sans doute le crime pour M. le recteur.

Mais vous, messieurs les juges, vous ne pourrez reconnaître le délit qu'on vous a signalé, et condamner un homme, parce que cet homme n'aura pas voulu courber injustement la tête sous la verge de M. le recteur.

Votre bon sens vous dira même que demander une pareille autorisation eût été, de ma part, non point une marque de faiblesse, mais une erreur de mon jugement; car, encore une fois, le magnétisme n'est pas actuellement une science. Ce n'est ni de la physique, ni de la chimie, ni de la médecine; c'est une découverte qui surpasse en grandeur toutes ces sciences.

Un grand nombre de savants croient beaucoup s'honorer en la rejetant sans examen, le temps leur donnera une sévère leçon.

Un jour, la découverte du magnétisme fera la gloire

des écoles ; les médecins emploieront alors les procédés qu'ils condamnent aujourd'hui.

Votre jugement, quoi qu'il soit, Messieurs, ne sera point oublié, il accompagnera l'histoire de la lutte qu'ont eu à soutenir les magnétiseurs ; il passera de cette manière aux générations futures, et leur rappellera l'ignorance et l'intolérance de ce temps.

Montpellier se souviendra de ma lutte et de mes efforts pour détruire des préjugés ;

Montpellier se souviendra que j'ai été cité à la barre d'un de ses tribunaux pour avoir à me justifier d'une action vertueuse. Et lorsque, parmi les habitants de cette ville, de nouveaux apôtres de la vérité apparaîtront, on saura bien leur dire que, s'ils ont trouvé la route unie, c'est qu'un homme laborieux était venu en arracher les épines.

Messieurs, si ma conduite est coupable, la justice a donc bien mal fait son devoir, car voilà vingt ans que je pratique le magnétisme.

Il y en a dix que je l'enseigne à Paris sous les yeux de l'Université qui n'y a rien trouvé de blâmable.

Ce que j'ai fait à Paris, à Bordeaux et dans d'autres villes, sous les yeux de l'autorité, pouvait certainement se faire à Montpellier.

Mais non ! mon domicile a été envahi par des agents de police ; qu'ont-ils donc vu ? Voulez-vous le savoir ? Ils ont vu d'abord beaucoup de jeunes gens entendant un récit de faits magnétiques ;

A une seconde apparition, ces mêmes agents ont trouvé trente-quatre jeunes gens causant avec moi et m'interrogeant sur la découverte du magnétisme;

A une troisième visite, oh! c'est bien différent; les commissaires ont vu un jeune homme endormi, et près de lui dix-sept jeunes gens examinant avec attention les singuliers effets du magnétisme; est-ce là un délit?

Et si c'est un délit, il fallait, chez moi, à Paris, saisir les membres de l'Académie de médecine et des sciences qui s'y rendaient souvent en grand nombre pour être témoins des scènes de magnétisation.

Il fallait, comme on l'a fait ici, prendre les noms des personnes que je recevais;

Ce n'était plus alors des étudiants, mais des *hommes graves;*

Des hommes qui exercent la première magistrature;

Des *médecins renommés;*

Il fallait les amener à un tribunal comme témoins du délit que je commettais, et me faire un crime d'avoir cherché à les éclairer, ou d'avoir reçu leurs lumières, *car plusieurs pratiquent avec zèle le magnétisme.*

Il fallait, lorsqu'avec des somnambules, *je me rendais à l'Académie de médecine de Paris*, provoqué par plusieurs de ses membres, faire intervenir la police, car c'est là surtout que je cherchais à expliquer et à faire comprendre le magnétisme.

Il fallait, il y a vingt mois, lorsque, sous les yeux de l'Université de Paris, j'osais, devant plus de 800 *personnes*, présenter le tableau de ce qu'offre de merveilles la découverte de ce que je propage, me saisir en flagrant délit d'enseignement !

Plus tard, lorsque, professant à l'*Athénée de Paris*, j'arrachai à nos grands savants le masque de la fausse science, il fallait m'arrêter et me conduire devant un juge !

Et lorsque, dans une circonstance des plus mémorables de ma vie, à peine étais-je sur les bancs de l'école, provoquant les médecins jusque dans leur sanctuaire, j'osais me soumettre à des expériences publiques devant un grand nombre d'auditeurs, tous juges compétents, réunis dans l'un des premiers hôpitaux de Paris, l'*Hôtel-Dieu*, il fallait arrêter ma main qui guérissait une *jeune fille réduite au dernier degré de marasme* et condamnée à mourir.

Il *fallait s'emparer de moi*, et, pour *le prix d'une bonne action*, me condamner à l'amende ou à la prison, car, dans aucune de ces circonstances, je n'avais demandé une autorisation.

Mais on ne l'a pas fait, on n'a pas pu le faire. On ne peut empêcher un homme de donner des preuves de ce qu'il croit être un pouvoir nouveau ; on ne peut empêcher un être humain de parler sur les propriétés de son organisation. TAIRE UNE VÉRITÉ UTILE EST, A MES YEUX, UN CRIME ; CRAINDRE LES SAVANTS QUE CETTE VÉRITÉ DÉTRONE, UNE GRANDE LACHETÉ.

Mais il paraît que les savants de votre ville sont comme les habitants d'Éphèse. « Si parmi nous, di-» saient-ils, quelqu'un veut exceller et trouver un

» nouvel art, qu'il soit banni, qu'il aille ailleurs porter » sa supériorité et ses lumières. »

Car, Messieurs, dans un pays où les habitants eussent été éclairés et généreux, après avoir donné des preuves authentiques de mes assertions et de la vérité dont je me dis l'interprète, c'est une couronne civique que j'eusse dû recevoir pour récompense de mes longs travaux, et non point être appelé devant un tribuna, comme un homme accusé d'une mauvaise action.

Ce n'est donc pas devant vous, Messieurs les juges, que j'eusse dû et voulu comparaître, c'est devant l'Université assemblée, mon plaidoyer eût été bien plus facile, j'eusse été sur mon terrain; le peu de lumière que Dieu m'a départie m'eût servi ; j'eusse fait rougir tous ces vieux fronts; j'eusse reproché à ces hommes qui se croient savants, leur déloyauté et leur déni de justice.

Mais on peut être bon philosophe et mauvais avocat.

On peut défendre la cause de l'humanité et ne pas vouloir se défendre soi-même, car je pourrais prolonger ma défense; mais, qu'ai-je à craindre, la justice de ma cause me rassure complétement!

Quel que soit, au reste, votre jugement, il m'honorera si vous m'acquittez.

Il sera dit qu'un homme généreux est venu un jour en face d'un *vieux corps universitaire*, faire connaître à la jeunesse une vérité nouvelle, ignorée des savants.

Que cet homme, dénoncé par des gens assez dépourvus de vertu pour n'oser avouer des faits qui renversent des préjugés, trouva des juges éclairés qui surent reconnaître la *haine du savant, cherchant à s'abriter sous le manteau de la loi.*

Si vous me condamnez, votre jugement, loin de me flétrir, accablera encore plus les hommes qui me poursuivent.

La postérité ne leur pardonnera pas, car les faits que je produisais n'étaient opposés qu'à leurs systèmes mensongers, et ma pratique n'avait pas le caractère qu'exige la loi pour être soumis à la censure de l'Université.

Encore un mot, Messieurs, et j'ai dit :

Ce n'est point une grâce que je vous demande, c'est votre sévère justice.

Mais, pour l'honneur de votre ville, ne faites pas qu'un jour on puisse dire :

« M. Dupotet sacrifia ses intérêts, ses affections, » pour répandre généreusement une vérité utile ; il » vint à Montpellier, croyant y trouver des savants » éclairés, il y trouva des juges ; partout ailleurs les » savants l'accueillirent en frères ; ici on fut inhospi- » talier pour lui, et on l'abreuva de dégoûts ! »

Après une réplique du Procureur du roi, qui prouve clairement que l'Université était dans son droit, le Tribunal délibère pendant une demi-heure, et me renvoie des fins de la plainte portée contre moi.

Des bravos se font entendre dans la salle ; le président s'écrie avec force : « Gendarmes, empoignez ceux qui applaudissent. »

La foule s'écoule lentement, et mes élèves viennent en grand nombre me féliciter de mon triomphe.

DEUXIÈME PROCÈS

COUR ROYALE

27 JUIN 1836

Enfin me voilà libre et sans crainte, désormais,
de l'Université je puis braver les coups!

Reprenons notre tâche, la vérité vaut bien qu'on use ses organes pour elle ; sa défense rend le cœur joyeux et fait supporter les peines de cette vie. De son côté la haine veille et nous poursuit. L'indifférence de notre part démentirait notre vie passée et serait une lâcheté; car ce n'est pas notre cause que nous défendons, c'est celle de l'humanité tout entière.

Produisons au grand jour les faits que nos savants contestent! Lavons-nous du soupçon de *charlatanisme* jeté sur nous, et mettons nos rêveries en présence de la science infaillible des grands maîtres de l'école.

Sans redouter la police, ma maison sera désormais le rendez-vous des dupes et des imbéciles, et les pauvres malades, rebuts des hôpitaux ou victimes de la fausse science, pourront encore espérer.

Oui, oui, qu'ils espèrent! car ce sont eux qui doivent profiter de la découverte de Mesmer. La guérison de leurs maux est plus facile à obtenir; car leur indigence n'a pas permis qu'ils usassent des poisons que l'apothicaire vend sous le nom de remèdes.

Accourez donc, vous qui désirez voir guérir, sans remèdes, les maladies les plus graves. La nature va devenir obéissante à mes moindres désirs; je vais vous rendre témoins de merveilles!

Mais je suis seul en ce moment, seul avec le souvenir des paroles de M. le recteur : *Je ne permettrais pas que vous receviez chez vous des personnes pour les instruire du magnétisme.*

Dans quelques heures, cependant, *cent malades* seront chez moi avec autant de curieux; mes juges y viendront également, le charlatan aura le temps de fasciner les yeux des jurés du département, de tout le conseil général, M. le maire à sa tête; enfin, des militaires de hauts grades, commandants la garnison de Montpellier.

Des médecins même s'y laisseront prendre, et les murailles élevées de mon jardin n'empêcheront point les curieux d'entrer chez moi pour assister à des scènes de magnétisme.

Tant de personnages seront trompés; ils emporteront la conviction que j'exerce un grand pouvoir sur mon semblable, *en employant une force dont la source leur est inconnue!*

Mais pour nos grands génies, cette force n'existe pas; MES MALADES SONT DES COMPÈRES!

Malheur! Malheur à qui se fait le défenseur de la vérité! Sa vie n'est qu'un long combat. Il lutte nu contre des adversaires cuirassés. Il doit succomber dans la lutte.

Vainqueurs malheureux, ne vous réjouissez pas, car vous avez éteint le flambeau à l'approche de la nuit! Dans quel siècle et avec quels hommes vivons-nous donc!

Toi qui veut suivre la même carrière, et comme moi consacrer ta vie à l'enseignement d'une vérité qui détrône les savants; écoute! Tes plus belles actions seront imputées comme si elles étaient criminelles;

Tu auras beau te défendre, car la vertu doit se défendre dans ce siècle maudit où le vice seul est en honneur;

Ta défense sera tenue pour mauvaise;

Ton âme, à force de penser aux injustices des hommes, s'usera dans la douleur et dans l'ennui;

Bien plus malheureux encore si tu jouis d'un peu de célébrité!

On te poursuivra, on épiera tes moindres démarches;

Si le sourire effleure tes lèvres, si tu fais des réflexions tout haut sur les hommes et sur les faits historiques de ton époque, tu seras un mauvais citoyen.

On regrettera qu'il n'y ait plus de *Bastille* pour t'y enfermer.

Ne heurte point surtout les préjugés de ton siècle! Si tu oses les combattre, cette cohorte d'hommes qui vit des abus que tu signales sera contre toi.

On te rendra justice au fond du cœur; mais tout haut on te signalera à la vindicte publique: trop heureux si tu arrives à la fin de ta carrière sans avoir, dans ce temps de liberté, été privé de la portion qui t'était due.

Garde-toi surtout des prétendus amis, crois-le bien, c'est une fiction aujourd'hui, car l'amitié repose sur une communauté de croyance; elle a pour base le dévouement et l'abnégation de ses propres intérêts.

Hélas! de croyances il n'en est plus de générales; tout est individuel aujourd'hui!

Chacun pour soi, chacun chez soi, comme l'a dit l'illustre président de la Chambre des députés.

De dévouement, il n'y en aura pour toi que si ta fortune te permet de le payer! Sois donc lâche et cruel, on t'honorera, on te fêtera, tu seras un homme habile. Tandis que si tu reste honnête homme et que tu ne saches pas t'enrichir, tu seras tenu pour un fripon! Ne prends pas pour exagéré le tableau que je viens de tracer, tu n'auras que trop lieu d'en reconnaître la réalité.

Mais à quoi bon cette digression?

Je n'enseigne pas, et n'ai pas encore le droit d'enseigner.

Un huissier est là qui m'attend pour me signifier l'appel du premier jugement.

M. le recteur ne se tient pas pour battu; il a promis qu'il aurait raison du magnétiseur et de sa science de contrebande.

Singulier procès celui dans lequel ni les juges, ni le procureur du roi, ni le dénonciateur lui-même, ne savent ce qu'ils ont à poursuivre et à condamner!

Il ne s'agit pas, dit le procureur du roi, de savoir si le magnétisme existe ou s'il n'existe pas. M. du Potet a-t-il enseigné? Il est constant qu'il a reçu chez lui jusqu'à deux cents élèves; qu'il leur parlait de science ou de quelque chose qui y ressemblait.

Il a même, par des affiches, appelé le public à ses leçons. Il avoue le fait, et des témoins sont là qui le confirment.

Il est coupable aux yeux de la loi; vous devez le condamner.

On a vu comment j'ai répondu à ses arguments et quelle a été l'issue du procès.

Maintenant, pour me faire condamner, mes honorables adversaires vont s'y prendre bien différemment; ils ont fait de grands progrès dans la science du magnétisme; son existence ne sera plus mise en doute; leur esprit a été subitement éclairé! *M. Gergonne* a fourni de bonnes notes. Un médecin s'est chargé de me justifier auprès de M. l'avocat général; je ne suis suis plus un charlatan, mais un savant qui n'a eu qu'un tort, celui d'enseigner sans la permission de M. le recteur, *crime estimé la valeur de* 100 à 1,000 *francs*.

Hélas! Messieurs, vous êtes malades de la peste, et ce n'est pas en tuant le baudet que vous vous guérirez.

Laissez-moi enseigner en liberté ce que vous ignorez; laissez-moi guérir quelques-unes de vos infirmités! J'étais venu vers vous, en ami, vous montrer un art que vous ignorez, tout savants que vous êtes; mais vous m'avez repoussé; votre injustice et vos mauvais procédés m'ont navré le cœur. Que vous reste-t-il à faire maintenant? Vous allez épuiser contre moi la voie des tribunaux! Le public, bien plus sage que vous, apprendra ce que vous dédaignez apprendre; il rira bientôt de votre incrédulité, il en devinera le motif, et vous perdrez de la considération dont vous avez tant besoin pour soutenir un reste d'illusion.

Si le charlatan ne guérit pas, il rentrera dans la foule commune avec vous, Messieurs!

S'il guérit, *il aura vos propres malades, malgré votre opposition, et son triomphe vous humiliera.*

COUR ROYALE DE MONTPELLIER

27 JUIN 1836

Messieurs,

Quelle est donc cette obstination aveugle qui pousse certains hommes à poursuivre, de tribunaux en tribunaux, un homme qui n'est jusqu'ici justiciable que de l'opinion publique.

Avant de prononcer quelques mots pour ma défense, veuillez croire, Messieurs, que je suis profondément blessé de la conduite des savants de votre ville à mon égard, et de leur peu d'urbanité. C'est un procès bien ridicule qu'ils me font; car, Messieurs, ce n'est pas devant vous que j'eusse dû comparaître;

mais devant un jury composé de physiologistes et de médecins.

Ils auraient constaté si mes assertions pouvaient se justifier par des faits ; et, dans l'un ou l'autre cas, m'accordant la louange ou le blâme, ils eussent éclairé les esprits.

Mais vous, Messieurs, qu'avez-vous donc à faire dans cette grande question de l'existence du magnétisme ?

L'Université ne voulant ou ne pouvant pas la juger, trouve donc plus opportun de faire intervenir la justice ?

Votre jugement, quel qu'il soit, Messieurs, frappera les savants bien autrement que moi. Il restera pour attester leur intolérance et justifier, une fois encore un fait malheureusement trop vrai : « *C'est que tout homme qui apporte une vérité nouvelle est nécessairement l'ennemi de ceux qui n'ont pas eu assez de génie pour la découvrir.* »

L'histoire du progrès des sciences offre partout des exemples du mauvais vouloir des savants, car il n'est pas, sachez-le bien, une seule vérité qui n'ait eu contre elle les hommes les plus éclairés du royaume où Dieu l'avait inspirée.

Laissons là les savants, ils ne me tiendront pourtant pas compte de ma modération, car ma cause est si belle, mon bon droit si évident, que je pourrais ici changer de rôle, et d'accusé devenir accusateur, et cela sans vous offenser, Messieurs, car vous êtes les défenseurs nés de l'opprimé.

On ne demande qu'une chose de moi, Messieurs; un simple aveu : ai-je ou non enseigné? Le seul grief apparent que l'on me reproche, c'est le mot *cours*, employé par moi pour faire venir à mes expériences les gens désireux de connaître des phénomènes nouveaux.

Le reste, on n'y attache aucune importance. Que ce que j'enseigne soit vrai ou faux, l'Université s'en moque; elle n'a rien à y voir. Une légère amende suffit à sa colère. « Cent francs, avec défense de produire la » vérité au grand jour; voilà tout ce qu'il lui faut. »

Détrompez-vous, Messieurs, sur cette feinte douceur! Si je dis vrai; si je ne suis point un imposteur, les grands savants, à la tête de la science, mentent dans leurs enseignements; et ce bon *M. Gergonne* se trouvera lui-même bien arriéré.

Mais, Messieurs, n'envisageons ici cette cause que sous le premier point de vue; l'Université divulguera bientôt les sentiments secrets qui la font agir en ce moment.

La loi peut-elle m'atteindre pour un mot mal employé, et suis-je destiné à devenir victime de la pauvreté de notre langage?

J'espère vous faire reconnaître en un instant combien ceux qui m'ont dénoncé se sont trompés sur mon compte.

En lisant mon programme, ils ont cru prendre un savant en flagrant délit d'enseignement, et ils n'ont fait que constater, dans le procès-verbal de leur agent, le fait le plus matériel de ma pratique.

La police a trouvé chez moi un homme endormi et beaucoup de jeunes gens examinant ce phénomène.

Mais, Messieurs, je ne me suis jamais caché; mes portes ont toujours été ouvertes; je n'ai rien à désavouer ; mes actes et mes discours vont être à l'instant connus.

Ecoutez-donc :

Ce que j'enseigne m'est inconnu dans sa nature, mais c'est le moyen de s'emparer de l'homme le plus robuste et le plus résolu et d'en faire un automate.

C'est le moyen de guérir sans remède les maladies les plus rebelles à la médecine ordinaire.

C'est le moyen d'opprimer de nouveau l'humanité ou de la rendre heureuse. C'est le bien et le mal tout ensemble. Ne prenez pas pour exagérées mes assertions, elles reposent sur des faits que je suis venu montrer aux savants de votre pays.

Que veut-on m'empêcher de produire au grand jour !

Est-ce une science ? Non, cela sera plus tard, sans doute.

Est-ce un art? Pas encore; mais je cherche à l'établir.

Vous voyez, en deux mots, quelle différence existe entre les savants et moi ; vous allez être encore bien plus étonnés.

Je fais connaître le moyen de procurer du sommeil aux malades sans leur donner de l'opium ; de guérir de la fièvre sans quinquina.

Mais c'est donc un cours de médecine? Nullement.

Car je bannis les drogues, je n'ai point d'officine et *mon art ruine les apothicaires.*

Vous voyez bien que l'Université et moi sommes les deux antipodes.

Ce n'est pas tout.

J'indique le moyen de donner plus de force à l'organisation humaine, de la soutenir quand elle succombe, de mettre enfin de l'huile dans la lampe prête à s'éteindre.

Ceux qui possèdent toutes les sciences ne savent que diminuer la vie; moi je sais l'augmenter,

Vous voyez bien encore que je n'anticipe nullement sur le domaine de l'Université!

Toute la science de l'Université est dans les livres, et moyennant quelque peu d'argent, vous possédez un grand trésor, c'est-à-dire l'esprit de ces messieurs.

Ma science, à moi, est dans la nature de chaque être.

Chaque cervelle humaine m'offre des connaissances que l'on ne trouve point dans les bibliothèques.

Il n'y a donc aucune analogie entre ce que l'Université enseigne et ce que je fais connaître.

Nous n'avons pas comme elle un *corps*, une *faculté*, nos enseignements sont faciles et peuvent se faire sans dissection de cadavres.

Notre science n'est pas une science de mots; mais une science de faits réels, et nous n'avons besoin que d'un langage pour l'approfondir.

Si le jour de l'éclipse j'étais venu dire à la foule : « Vos yeux voient mal ce phénomène; tenez, avec ce

» verre dépoli, vous allez reconnaître parfaitement la
» position des deux corps qui passent à l'instant sur
» vos têtes, » m'auriez-vous condamné pour ce fait?
Non.

Que fais-je donc? A peu près la même chose.

Je dis à ceux qui viennent chez moi : « Vos yeux de
» chair vous font mal juger de vos savants; ils sont
» trop éblouissants de splendeur; la vive clarté qu'ils
» jettent vous empêche de bien les observer; je vais
» vous passer quelque chose sur la vue, et vous allez
» reconnaître à l'instant leur valeur intrinsèque. »

Si c'est là enseigner!

Alors je suis comme *M. Jourdain*, qui faisait de la prose sans le savoir. Moi, j'ai fait de la science sans m'en douter, et si votre jugement ne m'absout, me voilà forcé de prendre rang, bien malgré moi, parmi les honorables savants qui me poursuivent.

Et vous, Messieurs, tribunal devenu exceptionnel, vous pourrez faire des savants et donner des brevets de capacité; mais je vous avoue d'avance que vous pourrez quelquefois vous tromper, et gratifier d'un titre envié des gens qui, comme moi, n'y auront aucun droit.

Où est donc le droit de l'Université, et dans quoi s'immisce-t-elle?

Je n'enseigne ni le grec, ni le latin, ni la physique, ni la chimie, pas davantage; tout ce qu'enseigne *ce corps respectable* a toujours été sacré pour moi.

Je n'ai jamais osé y toucher. A peine je parle ma langue, et, cependant, je suis professeur, et ma science est si certaine, que je ferai sortir de leur état de quiétude les savants de ce pays, et que j'agiterai autant que je le voudrai leurs esprits.

Loin de vivre dans un isolement semblable à celui dans lequel ils vivent, tout peut s'animer près de moi, et pourtant je n'aurai pas, comme eux, de l'éloquence; ma parole, loin de me servir, sera contre moi; car les faits que je produirai pour attirer la foule ne peuvent être encore expliqués!

On a cru que le meilleur moyen pour me chasser de la ville, sans trop faire crier, était un procès; on s'est trompé, sans doute; car partir sans justifier mes assertions eût été une lâcheté; craindre la justice, quand ma conduite n'était point répréhensible, une erreur de jugement, et je n'ai voulu être ni faible, ni déraisonnable.

Autrefois ce n'eût pas été devant vous que j'eusse comparu, c'eût été devant une inquisition, et pendant mon jugement on eût apprêté les fagots pour exécuter la sentence.

Car le pouvoir dont je me sers est tout à fait occulte.

C'est ainsi que des juges revêtus d'une autre robe que la vôtre ont, dans notre pays, fait brûler **Jeanne-d'Arc**, *Urbain Grandier,* et tant d'*autres victimes* qui n'avaient qu'une faculté inhérente à la nature humaine; on en ignorait alors la source, et, dans leur simplicité, les juges croyaient que c'était le malin esprit.

Me condamnerez-vous pour avoir cherché à reconnaître cette loi qui donne à certains hommes un pouvoir surnaturel? Me condamnerez-vous pour avoir donné des preuves de son existence?

Provoquez donc une loi qui proscrive toute recherche, et, *comme* Dieu, *dites au génie de l'homme : Tu viendras jusqu'ici, tu n'iras pas plus loin!*

Lorsque l'Université connaîtra le magnétisme, qu'elle en aura établi la réalité, qu'elle l'enseignera sous forme de science dans les écoles, elle pourra peut-être, en vertu de son privilége, si elle le possède encore, troubler ceux qui prétendront l'avoir approfondi plus qu'elle.

Mais, jusque là, les prétentions de l'Université vous paraîtront absurdes, et ses actes pour empêcher, par des expériences, la vérité de se produire, des actes de démence.

Voyez dans quel embarras je pourrais vous jeter par un seul mot, Si je venais vous dire :

« Mes récits sont mensongers, les phénomènes que » je produis, pure illusion ; que diriez-vous? Condam» neriez-vous un homme pour avoir enseigné une » chose qui n'existait pas. »

L'Université ne vous a pas encore dit : « Nous ad» mettons le magnétisme, nous connaissons tout le » parti qu'on peut en tirer pour parvenir à la connais» sance de l'homme, et trouver le moyen de le » guérir. »

Non, loin d'adopter le magnétisme les corps savants actuels le nient; forts du jugement de leurs devanciers, nous sommes, à leurs yeux, des *rêveurs*, des *imposteurs*, et notre science ne mérite pas un nouvel examen.

Nous, nous avons osé donner un démenti à ces sublimes génies, et semblables à cet ancien philosophe qui se contenta de marcher devant quelqu'un qui niait le mouvement, nous nous sommes mis à produire des faits au grand jour, sans chercher encore à les expliquer.

Messieurs, s'il s'agissait de prouver notre découverte, nous le ferions sans sortir de cette enceinte ; mais c'est une querelle de mots que l'on me fait. On ne pouvait attaquer les actions de l'homme, on attaque ses discours ; il ne sera pas condamné pour ce qu'il a fait, mais pour ce qu'il a dit.

Il s'agit de savoir si vous, Messieurs, religieux observateurs de la loi, vous consentirez à fausser son esprit dans l'intérêt de gens blessés dans leur amour-propre de savants ?

Il s'agit de savoir si vous verrez un coupable dans l'homme simple qui n'a fait que chercher à prouver les propriétés de son être, *car le magnétisme est une faculté naturelle de l'organisation humaine, et vous la possédez comme moi.*

Il s'agit de savoir si vous verrez un délit ou une infraction à la loi, là où il ne peut y avoir ni délit ni infraction, ou bien si vous suivrez l'exemple des autres juges qui m'ont acquitté. — Mais rappelez-vous, Messieurs, que ce n'est point une grâce que je vous demande, mais votre justice. En me l'accordant vous serez vous-mêmes sans reproche, car il ne peut y avoir de droit, de loi, contre ce qui n'existe pas encore ; *il ne peut exister de privilége pour assujétir l'inconnu.*

La nation qui aurait une semblable loi dans son code mériterait d'être mise au ban de l'humanité !!!

Malgré tout, si votre jugement venait tromper mon attente, ceux qui viendraient me signifier votre sentence me trouveraient pratiquant et faisant connaître le magnétisme, car je ne ferai que cela toute ma vie.

Je ne paierais nullement l'amende qui me serait imposée; j'irais en prison, et savez-vous, Messieurs, que ce serait glorieux pour moi, car, tandis que j'y demeurerais enfermé, la vérité que j'aurais fait connaître se produirait au grand jour!

On finirait par demander quel est celui à qui on la doit; et, apprenant qu'il est sous les verroux, expiant le tort d'avoir eu trop tôt raison, il n'y aurait pas assez de mépris pour accabler mes persécuteurs.

Les juges délibérèrent longuement; la loi, pendant cette délibération, me fut souvent appliquée; mais enfin, un arrêt d'acquittement vint me prouver que je n'avais pas en vain compté sur mon bon droit.

Des bravos se font entendre de nouveau, et *M. de Podenas* s'écrie : « Gendarmes, empoignez ceux qui applaudissent. » On n'empoigne personne, car les malfaiteurs sont loin des gendarmes lorsqu'on leur donne cet ordre.

Président : M. DE PODENAS.
Juges : MM. LUNARET.
CASTELNAU.
AUBAREL.
DE CAMPREDON.

Monsieur le Recteur, qu'avez-vous fait?

Je voulais passer sans faire de bruit ; mon but était seulement d'instruire quelques jeunes gens de votre célèbre école, m'assurer en outre des grands talents de savants de votre ville, et ma mission était accomplie !

Vous m'avez donné une tribune, des élèves en grand nombre et des malades par centaines !

Ce n'était pas votre but, je le sais, mais que voulez-vous ? Vous n'avez plus le droit de vous plaindre, la justice, que vous aviez prise pour arbitre, a prononcé, et c'est à moi qu'elle a donné gain de cause.

Consolez-vous, Monsieur le Recteur ! Votre grande réputatation n'a point à souffrir de cet échec, et le jugement est rendu de telle manière que nous pourrons peut-être encore nous trouver en présence.

On pouvait croire, après ce procès célèbre, que le

magnétisme et ses adeptes avaient enfin conquis leur droit de cité.

La plupart des médecins sont magnétiseurs, les ouvrages les plus importants ont paru sur la question, les journaux ont relaté des guérisons innombrables, qui jadis auraient fait crier au miracle et placer sur les autels ceux qui les auraient produites.

On aurait donc pu croire que magnétiser n'était plus un crime, et que guérir sans emploi de la médecine légale pouvait être permis, puisqu'on n'en meurt pas?

Logiquement : oui!

Rationnellement : oui!

D'après le bon sens : oui!

Humainement : oui!

Légalement : non!

Et pourtant, le 31 mai 1842, en pleine Académie, le célèbre Royer-Collard, docteur en médecine, professeur à la Faculté de Paris, avait exprimé ce vœu :

Plus de police médicale!

« Ai-je besoin d'ajouter (avait dit Royer-Collard) que l'Académie devra sévèrement s'interdire de mettre jamais en cause une question quelconque de doctrine? Pourquoi ne serait-il pas libre à chacun de chercher la vérité comme il l'entend, par les voies même les plus étranges!

» Votre science officielle est-elle si positive de son côté, si invariablement établie, qu'on puisse affirmer que, dans quelques années, elle ne semblera pas aussi fausse qu'elle vous paraît certaine aujourd'hui?

» Je suis de ceux qui pensent et je me hâte de le déclarer, que la liberté illimitée des opinions, pourvu qu'elle ne s'attaque qu'aux opinions et qu'elle ne se traduise pas en actes nuisibles ou repréhensibles, est toujours un plus grand bien que son abus n'est un mal.

» Que si donc une police médicale quelconque prétendait faire la guerre à l'homœopathie pour appeler les choses par leur nom, à l'hydriathie, au magnétisme, voir même à la recherche de la pierre philosophale, je serais le premier à prendre leur défense, je protesterais hautement et publiquement, contre toute tentative de cette nature. »

(*Disc. sur le Charlatanisme*, Acad. de médecine. séance du 31 mai 1862.)

Cette opinion de Royer-Collard, partagée par les plus célèbres médecins resta impuissante pour obtenir la liberté du magnétisme. Eh bien!! En 1842, nous voyons M. Lafeuillade, Procureur du roi, près le Tribunal de Bressuire, intenter une poursuite au célèbre magnétiseur Ricard (1).

Le procès dura trois ans, de 1842 à 1845. Condamné à Bressuire et en appel, Ricard obtient l'annulation du jugement en cassation et l'acquittement devant la Cour d'Angers.

(1) *Le Magnétisme traduit en Cour d'assises*. Brochure de 104 pages in-8. — Guiraudet et Jouaust, 315, rue Saint-Honoré. — Paris. 1845.

Poursuivi en diffamation par M. Lafeuillade, en 1845, à l'occasion d'une brochure relatant le procès, Ricard est acquitté par le jury, après la remarquable plaidoierie de Me Charles Ledru, du barreau de Paris, le 22 août 1845.

Me Ledru, dans ce plaidoyer, fit preuve tout à la fois de savoir et d'éloquence, de connaissances étendues en histoire et en sciences médicales.

Le triomphe que remporta le magnétisme fut chèrement acheté, il le faut dire! Mais aussi que ces pages sont belles et combien, même de nos jours, elles sont encore le tableau toujours exact de l'ignorance et de la passion haineuse luttant contre la vérité.

Nous pensons utile de reproduire les principaux passages du discours de Me Ledru.

Au cours des débats: (1)

Me Ledru examine en droit si un Procureur du roi et un Tribunal qui commettent des *erreurs*... peuvent être l'objet d'une censure?

Il répond par ces mots de l'avocat-général Chassan: « Le juge, sur son siége ou l'organe du ministère pu- » blic, lorsqu'il exerce ses fonctions, ne sont pas re- » vêtus du manteau de l'impunité. Il ne faut pas

(1) Brochure citée, page 38.

» croire, en effet, que l'honneur et la réputation des » citoyens soient à leur merci ; eux aussi sont soumis » à la loi commune ; et si, égarés par la passion, lais- » sant de côté les éléments du procès, ils abusent de » leur ministère pour commettre un délit, ils sont » responsables.

» La diffamation ou toute autre infraction quoique » écrites dans un jugement, quoique sortant de la » bouche du ministère public, n'en sont pas moins » des infractions; — à ce titre, elles obligent celui » qui les a commises à réparer le préjudice qui en est » résulté, soit envers les particuliers, soit envers la » société. »

C'est que, continue Me Ledru :

« *Si la diffamation est un charbon qui noircit toujours quand il ne brûle pas?*

» Lorsque ce charbon est sorti des mains ardentes d'un Procureur du roi, pour passer dans celles d'un Tribunal, dont les Archives en garderont toujours les sombres traces, la diffamation cessera-t-elle de produire ses effets? Alors, au contraire, les traces qu'elle laisse, ne sont-ce pas d'ineffaçables et honteuses cicatrices?

» Et combien de temps, grâce à cette disposition grossière des natures malveillantes, toujours avides et insatiables de calomnies, ne dira-t-on pas de mon client :

« Il a fait de bons livres, des cures étonnantes, oui, » mais c'est un *escroc*. Il a été acquitté, c'est vrai... » Il y avait pourtant quelque chose... sans cela un

» grave Procureur du roi et deux juridictions ne s'y » seraient pas trompés. »

« N'y eut-il dans son quartier que quelques médecins ennemis du magnétisme, croiront-ils *manquer à la charité*, en disant, *de par la chose jugée : « Ne nous parlez pas des magnétiseurs. Voyez Ricard, tous ces gens-là, c'est du gibier de police correctionnelle* (1). »

Il le faut dire, ce tableau restera éternellement vrai ! Que de soucis peuvent créer, à un homme tranquille, la persécution gratuite d'un autre homme abusant de son mandat pour persécuter, quand il n'est chargé que de protéger.

Il paraît que, dans un réquisitoire peu modéré, le procureur Lafeuillade avait fort malmené Mesmer et ses disciples, car Me Ledru riposte ainsi, en établissant ce curieux parallèle (2).

Ne se croirait-on pas en 1875, lorsqu'on parcourt ce qui suit ??? :

« Permettez-moi de faire quelques rapprochements qui ne manquent pas d'un certain intérêt philosophique.

» Ils nous apprendront qu'en fait d'injustice et de calomnie, on n'a rien inventé à Bressuire.

» Or, il n'y a pas un mot du réquisitoire de M. Lafeuillade qui n'ait été appliqué à *Mesmer* lui-même... C'est la même histoire, *mutato nomine*.

(1) Brochure, p. 38 et 39.
(2) Brochure, p. 47 et suiv.

» Exemple :

» M. *Lafeuillade* dit : Ricard ne put parvenir, malgré toute son habileté, à en faire accroire à personne sur le merveilleux de ses paroles et sur l'efficacité curative de ses pratiques.

» Ecoutez ce que *disait Mesmer :*

» Guérissez, me crie-t-on de tous côtés, et l'on vous
» croira. Rien de plus faux. J'ai très assurément fait
» des cures nombreuses à Paris ; quoi de plus com-
» mun, néanmoins, que d'entendre décider qu'il n'en
» existait aucune (1). »

M. Lafeuillade parle d'une consultation qu'il suffit de lire pour être convaincu qu'elle est l'œuvre du charlatanisme le plus effronté.

Ecoutez encore Mesmer :

« On avait répandu dans le public des écrits où ma
» réputation était déchirée et ma découverte tournée
» en ridicule. Je n'étais pas mieux traité dans les
» correspondances particulières (2). »

« J'étais un objet de risée pour la tourbe acadé-
» mique ; mon nom était repoussé avec mépris. Heu-
» reusement je n'étais pas dans le besoin. (Me Ledru :
» Sans cela on eût fait aussi un état descriptif de sa
» cuisine.) La fortune, secondant mon cœur altier, ne
» faisait pas dépendre le sort de l'humanité, de ma
» faim ou de ma soif (3). »

(1) *Précis historique*, par Mesmer. pag. 37

(2) *Ibid.*, pag. 29.

(3) *Ibid.*, pag. 69.

M. *Lafeuillade dit :* Cette tactique, quelque ridicule qu'elle soit, était de nature à faire impression sur l'esprit d'un homme malade, et le déterminer à recourir au magnétisme... Ces deux associés se mirent à l'œuvre, et se livrèrent à différentes scènes de magnétisme qui exaltèrent au plus haut degré le cerveau de *M. Pihoué* et les rendirent bientôt maîtres de sa raison et de sa volonté.

Voici Mesmer :

« Mes malades sont des gens crédules, des imagina-
» tions exaltées, des vaporeux, des esprits faibles,
» timides, dignes de pitié. Quant à moi, je suis peu
» délicat, j'ai de l'assurance, de l'adresse, de l'arti-
» fice..... J'ai monté un théâtre, j'y fais mes exerci-
» ces..., je m'exerce merveilleusement en ce genre
» d'escrime ; mon vol est audacieux ; je suis un Pro-
» méthée : je suis enfin *l'opérateur Mesmer.* »

M. Lafeuillade fait condamner Ricard comme *escroc.*

Mesmer était condamné par l'Académie dans la personne de son ami le docteur Deslon, régent de la faculté, sur les réquisitions du doyen, remplissant les fonctions du ministère public.

M. Lafeuillade, dans son zèle pour les mœurs incrimine celles de Ricard.

Mesmer n'a point échappé non plus aux moralistes de son temps ; ils ne dit pas s'ils avaient aussi des palpitations (1).

(1) Le procureur Lafeuillade demandant à la somnambule de Ricard, un remède à ses palpitations, s'était attiré cette réponse Soyez plus sage ! (Voir procès Ricard.)

« Les dames de mon traitement, dit-il, trouvent très
» mauvais que : *de Horne* se soit permis de dire que
» j'emploie des moyens de séduction qui ne sont pas
» du ressort de la médecine. »

Lisez Mesmer : « *M. Pautet* faisant allusion à l'endroit
» du livre de M. Deslon où il est dit que je passais la
» nuit sur un lit de camp auprès de mes malades en
» danger, ajoute décemment, en parenthèse, que je
» couche avec mes malades. Je demande pardon à
» mes lecteurs de l'insolence du terme (1). »

Pousserais-je plus loin le rapprochement? Non, c'est assez, ajoute Me Ledru.

« *M. Lafeuillade* doit être satisfait de la démonstration. Je ne citerai plus qu'une ligne pour lui apprendre comment Mesmer s'était permis de caractériser, avant M. Legressier, le mauvais vouloir de ceux qui, ayant des yeux ne voyaient pas, qui, ayant des oreilles, n'entendaient pas... et qui, au lieu de dire haut les faits dont ils étaient témoins, préféraient calomnier tout bas.

« Dans une affaire majeure telle que celle-ci, disait-il, *silence est crime; sourde détraction est infamie* (2).

« *On dirait que* MESMER *a écrit pour la cause.* »

Me Ledru ne s'en tient pas là : Après avoir montré que tous les procureurs passés, présents et futurs ne font que se répéter.

(1) *Précis Hist.*, page 149.
(2) *Précis Hist.*, p. 108.

Il tient à laver le magnétisme des accusations portées contre lui.

Les magnétiseurs furent parfois d'assez bonne compagnie, ajoute-t-il :

« Parmi les partisans du magnétisme,

» Je vois les *Puységur*, les *Lafayette;* — des magis-
» trats comme les *Deprat*, conseiller au parlement de
» Bordeaux, les *Duval-D'Espréménil*, conseiller au
» parlement de Paris ;

» Des prêtres, comme le vertueux *Gérard*, supé-
» rieur général de la Charité.....

» Enfin des noms comme ceux de *Cuvier* (1). Des
» *Laplace* (2).....

» Il me semble que ceux-là valaient bien que
» M. Lafeuillade daignât les peser dans sa balance !! »

Et après cette nomenclature ne renfermant que des noms célèbres, il puise dans les faits suivants une démonstration que le *Magnétisme n'est pas une jonglerie :*

Sa première preuve est un argument *ad hominum*, très bien tourné :

« Or, permettez-moi, messieurs, de citer quelques-
» uns des faits constatés dans le *Précis historique*. Vous
» y verrez, du reste, à côté d'expériences irrécusables,
» un aveuglement tout aussi opiniâtre que celui de
» M. le procureur du roi de Bressuire, à qui Mlle Vir-

(1) Leçons d'anatomie comparée,
(2) Calcul analytique des probabilités.

» ginie avait pourtant fait des réponses si péremptoi-
» res au sujet de ses palpitations de cœur (1).

» *MM. Bertrand, Malloët* et *Sellier de la Rominais* » furent les médecins amis de la vérité dont M. Deslon » fit choix.

« On leur présenta un paralytique qui avait perdu » toute sensibilité et toute chaleur dans les parties » supérieures du corps. En huit jours de traitement, » la chaleur et la sensibilité revinrent et n'ont pas été » perdues depuis. « Chaleur et sensibilité ne sont pas » guérison et peuvent être dues à la nature, disait » M. Malloët et répétaient ses deux échos. »

» Un second paralytique de tout le côté droit, ar- » rivé chez moi le 20 janvier, sur une civière, cessa » de s'en servir le 20 mars suivant, ayant suffisamment » recouvré l'usage de ses membres pour agir sans » secours.

» Cet exemple, qui fit dans le temps assez d'im- » pression dans le public, n'en fit aucun sur MM. Ber- » trand, Malloët et Sellier. Cependant, les progrès » de la main leur paraissaient, dans les règles de » l'art, plus étonnants que ceux du pied ; mais voilà » tout.

(1) On a vu plus haut la réponse de la somnambule de M. Ricard :

D. Je souffre, dit M. Lafeuillade, de palpitations; quel est le remède?

R. Soyez plus sage!!! répond la somnambule.

L'aristocratie de Bressuire s'amusa fort de la réponse.

» Une jeune demoiselle était à peu près aveugle à « la suite de glandes au sein.

» Six semaines après son entrée chez moi, elle y » voyait parfaitement.

» On convenait qu'elle y voyait ; mais il n'était pas » aussi évident qu'elle n'y avait pas vu.

» Personne ne s'était trouvé dans ses yeux pour as- » surer que cela n'était pas un jeu.

» Cette impertinence m'a été dite à moi parlant.

« Un militaire obstrué au point de ne plus penser » qu'à la mort, suivant son expression, ne pensa plus » un mois après qu'à la vie.

» A la vérité, l'on avait vu un changement réel, et » les évacuations paraissaient étonnantes ; mais il ne » fallait pour opérer de tels effets qu'une révolution » dont la nature est capable à elle seule.

» Une jeune fille desséchée par les écrouelles avait » déjà perdu un œil, l'autre était attaqué d'une hernie » et couvert d'ulcères.

» Six semaines après, cette personne avait repris » chair, elle y voyait parfaitement de son œil éclairci, » et les tumeurs scrofuleuses étaient considérablement » diminuées.

» Où gît la preuve que la nature ait été aidée en tout » ceci par le magnétisme animal? Elle a tant de res- » source, à l'âge de cette jeune personne (1). »

Après l'avoir lavé de l'accusation de jonglerie, con-

1. *Précis historique*, p. 139.

tinue Me Ledru, je dois encore vous montrer le magnétisme fortifiant le malade :

« Après avoir cité ces exemples, je ne suis pas
» fâché, messieurs les jurés, de faire une observation
» consolante pour l'espèce humaine ; c'est qu'à la
» différence de la médecine moderne, qui, en jugu-
» lant le mal, jugule trop souvent le malade, la ma-
» gnétisation est éminemment hostile au système
» débilitant. MM. Broussais, Bouillaud et toute cette
» école, ont pensé qu'ils avaient rendus un immense
« service à la science parce que, au lieu de nous
» laisser enlever par la fièvre, ils avaient trouvé
» moyen de nous laisser éteindre faute d'aliments.

» M. Mesmer procède d'une toute autre façon.
» *Écoutez-le* (1) :

« Une dame passa huit jours chez moi sans boire
» ni manger ; sourde, aveugle, muette, ans connais-
» sance et en état convulsif. Le premier acte qu'elle
» fit par mon ordonnance fut de manger une soupe
» au riz. »

« Une demoiselle passa treize jours dans le même
» état que la dame dont je viens de parler. Dans les
» neuf derniers jours, elle n'avait rien avalé. Au mo-
» ment où elle revint de ce terrible état, il n'y avait
» rien de prêt. J'envoyai chercher deux œufs frais, et
» les lui fit manger, avec les mouillettes, mémoire de
» la Faculté ! »

« Je pourrais offrir à la critique de M. de Van-

(1) *Précis historique*, pag. 139.

» gesmes plusieurs exemples de ce genre ; mais qu'il
» lui suffise de savoir qu'en général mes malades,
» quel qu'ait été leur état une heure ou deux aupara-
» vant, me quittent le matin pour aller dîner, et le
» soir pour aller souper. »

Les disciples de *Broussais* auraient fait empoisonner cet homme-là, s'écrie Me Ledru, et pourtant comme le dit *Mesmer* :

« Cette médecine nutritive paraît une fable aux
» yeux de médecins accoutumés à faire mourir leurs
» malades de faim, quand ils ne peuvent pas en venir
» à bout autrement... Cependant ils devraient bien
» réfléchir que la nutrition est un besoin urgent de la
» nature, tandis que la diète forcée n'est qu'un sys-
» tème hors nature. Préjugés à part, le sens commun
» est pour moi. »

Passant à l'ordre des faits cataleptiques, Me Ledru en démontre la réalité, imposée à tous par le rapport du Dr Husson, fait en séance publique à l'Académie de médecine, et signé des noms de

BOURDOIS DE LAMOTHE, président.
Des docteurs FOUQUIER,
GUÉNEAU DE MUSSY,
GUERSANT,
HUSSON,
ITARD,
LEROUX,
MARC,
THILLAYE.

« Et ce ne sont pas des *noms de jongleurs*, ajoute-
» t-il. »

» Bien que, d'après l'opinion de M. Lafeuillade et
» de son Tribunal, pour ajouter foi au magnétisme.....
» il faudrait faire abnégation de sa raison (1). »

Vient ensuite une page ravissante, où l'orateur nous montre la justice, appelée à sévir contre *l'émétique, l'inoculation*, la théorie de *la circulation du sang*.

Mais, ajoute Me Ledru,

« Louis XIV tombe malade, l'émétique le tire d'affaire. Le Parlement réhabilite la royale purgation. »

« En 1763, la vaccine est proscrite, et aujourd'hui chaque procureur du roi possède, avec son diplôme, son certificat de vaccine. »

« Ainsi, de Harvey, aujourd'hui un grand homme et de son temps tenu pour jongleur et charlatan. »

D'où il conclut que la justice n'a rien à faire, quand on *l'improvise* juge des faits scientifiques (2).

Délicieuse encore, cette page dans laquelle Me Charles Ledru raconte l'origine somnambulique de la *fable des Deux Pigeons*, écrite par Lafontaine : « Un soir, en
» tunique blanche et dans le plus léger des costu-
» mes. »

« Ses amis sont curieux d'apprendre quelle impul-
» sion avait pu le conduire en rêve, dans son cabinet
» de travail. »

« Une encre fraîche leur révèle que l'immortel dor-

(1) Brochure Ricard, page 56.
(2) Brochure Ricard, pages 57-58.

» meur venait d'enfanter la plus belle peut-être de ses
» fables. »

« J'ai qelquefois aimé... Je n'aurais pas alors
» Contre le Louvre et ses trésors (1). »

Me Ledru montre ensuite le magnétisme communiquant à l'homme *un sens nouveau.* (Selon l'expression de *Mesmer.*)

Nous ne pouvons résister au désir de citer cette magnifique page (2) :

« Eh bien ! le magnétisme selon Mesmer, nous
» communique un sens nouveau.

» Il nous donne une vue..., qui est en quelque
» sorte à la vue actuelle ce que cette vue elle-même est
» au tact..., c'est-à-dire une vue plus longue, plus
» perçante, plus claire, et, si j'ose ainsi dire, plus im-
» matérielle.

» Aussi le fluide que le magnétiseur communique
» à la personne magnétisée lui sert à la lettre comme
» un microscope invisible, comme une force ayant ses
» vertus spéciales, selon la nature des rapports qui
» existent entre le foyer actif d'où elle émane, c'est-à-
» dire le magnétiseur et l'intelligence passive qui la
» reçoit et s'en illumine, c'est-à-dire la personne ma-
» gnétisée.

» Voilà ce qu'enseigne une théorie admirable dans
» sa simplicité, et quand la théorie de tant de faits
» incontestables serait à découvrir encore..., *Que peut-*

(1) Brochure Ricard, pages 59-60.
(2) Brochure Ricard, page 67.

» *on répondre à l'expérience,* à moins qu'on ne dise,
» comme *M. Bouillaud*, le fameux partisan des sai-
» gnées *coup sur coup* :

« *Je verrais ces faits..., je les produirais moi-même,*
» *que je ne les croirais pas.* »

» Heureusement, à ce pyrrhonisme intraitable, à ce
» parti pris d'une incrédulité opiniâtre, on peut op-
» poser de nobles exemples.

» J'aime à citer celui de *Georget, dont nous connais-*
» *sons tous, au barreau, les travaux célèbres.*

» Ce modeste savant avait le malheur, comme tant
» d'autre médecins, d'être athée et matérialiste.

» Il était de ceux qui, n'ayant jamais trouvé sous
» leur *scalpel*... une *âme* humaine, arrivent à cette
» triste conclusion :

« Donc il n'y a point d'âme, et tout est matière. »

» Le magnétisme peut revendiquer l'honneur de lui
» avoir enseigné Dieu..., et de lui avoir révélé la plus
» consolante de toutes les vérités : l'immortalité de
» l'âme et la vie future.

» De nouvelles méditations, *dit-il,* et surtout le
» phénomène du somnambulisme magnétique, ne
» me permirent plus de douter de l'existence en nous
» et hors de nous d'un principe intelligent tout-à-fait
» différent des existences matérielle, *l'âme et Dieu.*

» Il y a chez moi, à cet égard, une conviction pro-
» fonde, fondée sur des faits que je crois incontesta-
» bles. »

« Ainsi s'exprime, dans son testament, un homme
» qui, après avoir longtemps méconnu ce qui console

» ici-bas de toutes les misères et de toutes les injus-
» tices, ce qui inspire de la force contre toutes les op-
» pressions, et un dévouement sans bornes à tous ceux
» qui en souffrent, crut que la plus noble façon d'ex-
» pier ses erreurs était d'en faire un aveu candide et
» s'en repentir avec loyauté. »

» Je ne pourrais rien dire qui parlât plus haut en fa-
» veur du magnétisme que cette conversion d'un hon-
» nête homme qui, en terminant une carrière illustrée
» dans la science, a laissé un exemple plus honorable à
» sa mémoire que sa science même, et que toute la cé-
» lébrité qu'il lui doit. »

L'avocat-général crut devoir répliquer, et le défenseur, Me Ledru, examinant *l'accusation d'escroquerie* anciennement dirigée contre son client, improvisa ce commentaire remarquable (1), dans lequel la plus fine ironie se trouve mélangée à une science profonde de la loi.

Mais quel esprit pétillant déploie l'orateur ! quelle réjouissante malice, dans la plus sérieuse des discussions !!!

« Un magnétiseur qui agit conformément à sa
» croyance plus ou moins combattue, mais soutenue
» par de nombreux et célèbres partisans, n'est point
» placé en tous cas sous la présomption d'escroquerie.

» L'escroc est celui qui emploie des *manœuvres frau-*
» *duleuses* pour s'emparer de la fortune d'autrui.

(1) Brochure Ricard, pages 85 et 86.

» La mauvaise foi est la condition première de la
» criminalité.

» Je vois parmi vous, Messieurs les Jurés, des agricul-
» teurs distingués. Je citerai sur l'application des prin-
» cipes du droit un exemple qui le met parfaitement
» en lumière.

» Il y a quelques années, un individu annonça
» dans tous les journaux qu'il était possesseur d'une
» certaine graine de chou, dit *chou de la Nouvelle-Zé-*
» *lande* ou chou colossal.

» Sa tige devait, d'après les prospectus, égaler en
» hauteur les cèdres du Liban..., et toute une tribu
» se reposer à l'ombre de ses feuilles.

» Les agronomes de province, les membres des
» sociétés d'horticulture, s'empressèrent à l'envi d'or-
» ner leurs potagers de ce légume monstre, dont la
» graine se vendait pour la modeste somme de 1 franc
» la pièce.

» Qu'arriva-t-il ?

» Ce chou géant..., sur lequel tous les microsco-
pes étaient braqués..., s'arrêta dans sa croissance,
il n'était pas plus grand que le *général Tom-Pouce, que vous avez l'honneur de posséder aujourd'hui dans vos murs.*

» Encore était-ce le chou de l'espèce la plus vulgaire,
le chou rouge.

» Voilà l'escroquerie :

» Evidemment le marchand de choux ne croyait
» pas à la fable dont il tirait si beaux bénéfices..., et
» il eût mérité d'être sévèrement condamné ; mais la

« plainte des crédules agronomes fut étouffée sous
» l'explosion d'un rire universel.

» Si au lieu d'appliquer la loi qui réprime l'escro-
» querie à ceux qui, par la fraude et le mensonge,
» veulent s'emparer de la fortune d'autrui ;

» On l'appliquait, comme M. le *Procureur du roi de*
» *Bressuire*, aux partisans de tel ou tel système, quel
» honnête homme pourrait répondre de n'être pas
» appréhendé dans son domicile en vertu de mandat
» d'amener ?

» Vous avez vu ce qui est arrivé à Ricard ;

» Mais les magnétiseurs ne sont pas les seuls de ce
» monde dont la doctrine soit fortement combattue ;

» Pour ne parler que des médecins, ont sait assez
» qu'ils ne sont pas toujours du même avis, je ne
» dirai pas sur une maladie donnée, mais sur le mode
» général de guérison.

» Prenons seulement les plus fameuses théories
» médicales de ce siècle.

» Le célèbre Écossais *Brown* explique la plupart des
» maladies par une diminution de force vitale : C'est
» *l'état asthénique*, pour parler sa langue. En consé-
» quence, les heureux malades des médecins de cette
» école sont placés sous le régime des *stimulants*.

» Cette consolante théorie a été renversée par un
» docteur non moins fameux, *l'Italien Rasori*.

» Celui-ci ne voyait partout que des *inflammations* :
» Au lieu de *stimulants*, il applique les *contre stimu-*
» *lants*..... C'est le père intellectuel de *MM. Broussais*
» et *Bouillaud*.

» La vérité est une :

» Eh ! bien, nous voici pourtant en présence de » deux systèmes, dont l'un traite la *gastrite* avec de » *l'eau de gomme ;*

» L'autre avec du *poivre* et de la *moutarde....*

» La guérison, suivant l'un, est dans une nourriture » excitante, substantielle, dans un vin généreux.

« Gardez-vous de tout cela, dit l'autre : *hors les sangsues et la diète, point de salut.* »

» Ceci n'est rien.

» Arrive *M. Hanemann* et l'*homéopathie.*

» Au lieu de la maxime : *Contraria, contrariis, cu-* » *rantur,*

» Ils prêchent la maxime diamétralement opposée : » *Similia; similibus, curantur.*

» Écoutez-les :

» L'allopathie, c'est la maladie et la mort revêtue » du manteau d'une science menteuse. Le soleil des » intelligences, c'est *Hanemann...*, et le trésor de la » santé se cache dans les doses infiniment petites.

» Ne croyez pas que les allopathes soient sans ré- » ponse.

» Que sont les disciples d'Hanemann ?

» Des ignorants, des charlatans, des profanateurs » d'un culte qu'ils sont indignes de comprendre.

» Et comme ces messieurs ont au moins l'avantage » de l'ancienneté et de positions faites, ils se servent, » envers la jeune école des procédés qu'ont toujours » employés ceux qui possèdent envers ceux qui veu- » lent posséder.

» C'est ainsi que la Faculté de Montpellier rayait
» de ses registres le nom d'un jeune homme plein de
» sciences et de talent, dit-on, et dont le crime con-
» sistait dans une dévotion trop fervente au dieu
» nouveau.

» Voilà, messieurs, la science humaine, la science
» positive!

» Or, en admettant le système de M. le Procureur
» du roi de Bressuire, qu'arrivera-t-il dans le monde
» judiciaire?

» Ici, un procureur du roi *allopathe* fera condam-
» ner au régime de la prison tous les *homéopathes*.

» Là, un *parquet homéopathe* fera mettre au cachot
les *allopathes*.

» Et ainsi les juges d'instance et d'appel marche-
» ront, à la voix du ministère public, les uns sous la
» bannière de *Brown*, les autres sous celle de *Brous-*
» *sais*..

» Ceux-ci sous celle d'*Hanemann*. Pour mettre à la
» raison les chevaliers de cette croisade nouvelle, il
» faudra créer à la Cour de cassation une section
» médicale, qui établira les bons principes à l'endroit
» de la migraine, et la vraie jurisprudence en matière
» de remèdes.

» La logique veut qu'il en soit ainsi, et quand vous
» en serez-là,

» Arrivera à son tour mon ami Raspail, avec ses
» cigares salutaires, et, juge de tous les systèmes, il
» leur dira d'une voix connue, aimée et respectée :

« On se plaint depuis deux mille ans que le langage

» de la médecine soit un jargon inintelligible au
» malade ; que ses moyens de guérir soient tour à
» tour prônés et décriés par les pontifes du temple,
» en sorte qu'il n'est pas un traitement qui, après
» avoir eu le plus de vogue, ne soit tôt ou tard accusé
» d'avoir tué tous ceux qui sont morts après y avoir
» été soumis... »

» Mais, comme le *médecin* est *irresponsable,* que son
» *diplôme* lui *confère* le droit *de tout oser,* que la léga-
» lité de la formule met à couvert l'imprudence et
» l'inopportunité de la prescription,

» Les survivants n'ont le droit de venger les morts
» qu'avec l'arme du ridicule.

» On ne peut traduire le médecin qu'au tribunal
» de Molière, et là, souvent, celui qui rit du meilleur
» cœur, c'est le médecin, et il a raison.

» Le plus ridicule en ce point, ce n'est pas, lui ce
» sont les autres ; car, ainsi que le disait *La Bruyère :*
« tant que les hommes pourront mourir et qu'ils
» aimeront à vivre, la médecine sera *raillée,* mais
» payée. »

» Vous voyez, messieurs, que, si on peut faire au
» nom de la médecine et contre le magnétisme des
» réquisitions éloquentes, il ne lui serait pas difficile
» de porter la guerre dans le camp de ses ennemis ;
» ou plutôt, vous voyez combien il est ridicule de
» trancher par la violence, les diffamations, la prison
» et l'outrage, aucune des questions de la science !

» Peut-être, hélas ! n'y en a-t-il pas une seule dont
» la parfaite solution soit possible à la faiblesse de

» notre intelligence, et n'y a-t-il de vrai, en ces choses, » que le cri sublime du poète... demandant à son » génie : « Où est la sagesse? »

Socrate la cherchait aux beaux jours de la Grèce...
Platon, à Sunium, la cherchait après lui.
Deux mille ans sont passés, je la cherche aujourd'hui;
Deux mille ans passeront, et les enfants des hommes
S'agiteront encore dans la nuit où nous sommes.

» Il y a pourtant, messieurs, en faveur du magné- » tisme, un fait grave, ancien, et que devraient bien » méditer les orateurs qui, pour distraire les *Dames de* » *leur juridiction,* exercent leur gaîté, leur verve et » leur mépris contre ce qu'ils ignorent.

» Je parlais tout à l'heure d'une science dont on a » dit, malgré ses innombrables erreurs : que c'est un » art qui guérit quelquefois, soulage souvent et con- » sole toujours.

» Je ne suis pas fâché, messieurs les jurés, d'ap- » prendre à M. Lafeuillade ce que l'art de la médecine » doit au magnétisme.

» Il y a, parmi les savants qu'elle propose à l'admi- » ration des hommes, un nom au-dessus de tous les » autres noms, qui dominant tous les systèmes oppo- » sés et toutes les écoles rivales,

» Invoqué par tous comme leur drapeau, est arrivé » jusqu'à nous au milieu de l'estime et du respect des » siècles :

» C'est Hippocrate.

» Heureusement pour **Hippocrate**, messieurs, il

» n'est pas venu à Bressuire sous le règne de M. La-
» feuillade, car il y eût été accusé d'immoralité, de
» charlatanisme, de jonglerie ; et c'est lui qui en ce
» moment aurait l'honneur de comparaître devant
» vous.

» C'est, qu'en effet, HIPPOCRATE puisa toute sa
» science dans le magnétisme (1). »

Après avoir établi la parité entre le magnétisme physique et le magnétisme animal, Me Ledru termine sa réplique par cette péroraison (2), traduction éloquente du droit naturel, éternel et inviolable toujours, car il est basé sur la nature même de l'homme et inscrit dans les entrailles de l'humanité :

« Si la loi accordait à l'infortuné qu'on a traîné de
» tribunaux en tribunaux, réparation et indemnité
» quelconque, on pourrait exiger qu'il se résignât au
» silence.

» Mais non, M. l'Avocat du roi a déshonoré, empri-
» sonné, ruiné...

» Tout cela a duré trois ans, et pour indemnité il
» nous dit : Quoi ! monsieur Ricard, n'êtes-vous pas
» enfin acquitté ?

» De quoi donc vous plaignez-vous ? Vous n'êtes pas
» content... Vous avez le caractère bien exigeant et
» l'humeur bien difficile. »

» Et pour prouver combien on est clément à Bres-

(1) Brochure Ricard, page 90.
(2) Brochure Ricard, page 99.

» suire, on rappelle à Ricard qu'à peine avait-il pré-
» senté requête du fond de sa prison, après quinze
» jours de désespoir, qu'on s'est empressé de sollici-
» ter sa liberté sous caution ;

» De sorte qu'être libre en vertu d'une forte rançon,
» quand on n'a rien fait pour être chassé de la classe
» des honnêtes gens et des hommes libres dans celle
» des voleurs qui peuplent les cachots, c'est une
» grâce, un bienfait, une douceur de M. le Procureur
» du roi envers ceux qu'il châtie, parce que, sans
» doute, il les aime, et c'est ainsi qu'il aurait par
» avance réparé et expié une fatale erreur.

» Encore, je me trompe : tel n'est pas le langage
» de M. Lafeuillade.

» En effet, qu'avez-vous vu durant ces débats, qu'a-
» vez-vous entendu ?

» Est-on venu du moins reconnaître qu'on devait
réparation morale à sa victime ?

» Hélas ! messieurs, tandis qu'on disait « *que la ca-*
» *lomnie est un charbon qui noircit toujours quand il ne*
» *brûle pas,* »

» On a essayé devant nous de réhabiliter ce juge-
» ment et ce réquisitoire que la Cour de cassation et
» la Cour d'Angers ont anéanti pour l'honneur de la
» magistrature ;

» On a supputé les voix qui avaient partagé l'avis de
» M. Lafeuillade contre Ricard...

» Ce n'est pas M. le Procureur du roi seul, a-t-on
» dit, qui l'a stigmatisé..., ce sont trois juges d'ins-
» tance, cinq juges d'appel.

» Et on n'a pas ajouté que quinze juges en cassa-
» tion et sept juges de la Cour d'Angers avaient dé-
» truit ce triste monument d'ignorance, de passion,
» de vertige et d'erreur.

» Ainsi, au lieu de réparation à Ricard, attaque
» nouvelle contre sa moralité et en même temps, vio-
» lation du respect dû à la chose jugée qui lui a resti-
» tué la liberté et l'honneur.

» Notre langage est vif quand nous déroulons cette
» incroyable histoire judiciaire devant le jury qui doit
« l'apprécier, pour savoir enfin si Ricard est un diffa-
» mateur ou un citoyen qui élève courageusement et
» noblement la voix..... On s'en plaint, on parle de
» scandale..., on nous reproche d'avoir percé à jour
» une fatuité ridicule, une personnalité maladive et
» une nullité ambitieuse, qui va annonçant comme
» une représentation amusante le spectacle qu'elle
» déploiera sur un siége où ne devrait s'asseoir que la
» modération, la sagesse, la dignité, le talent ! »

. . . .

Et lorsque Me Ledru serra la main de son client, ému jusqu'aux larmes, l'auditoire entier, partageant cette émotion ratifia par son enthousiasme, la sentence d'acquittement prononcée par le jury.

Cette cause célèbre avait donné lieu à l'article suivant, publié par *le Globe* du 12 avril 1843 :

MAGNÉTISME - SOMNAMBULISME

Jusqu'à présent il n'y avait que les médecins, et encore quelques médecins, qui se fussent déclarés d'une manière absolue contre le magnétisme.

Voilà maintenant que les Procureurs du roi et les tribunaux s'en mêlent, et ces messieurs prétendent, de par le roi, interdire aux faits d'exister. Cela promet donc de devenir curieux.

Depuis les célèbres arrêts du Parlement de Paris, contre Aristote, contre l'émétique et contre la vaccine, nous ne connaissons rien de plus amusant qu'un jugement du Tribunal de Bressuire, en date du 30 septembre 1842, et qu'un jugement confirmatif du Tribunal de Niort, en date du 17 décembre de la même année.

« Deux phénomènes tout récents, comme vous voyez, l'un et l'autre provoqués d'office par M. le Procureur du roi de Bressuire, ce qui prouverait que cet honorable magistrat n'a pas grand chose à faire dans son parquet, ni les juges de Bressuire et de Niort sur leurs siéges. »

Donc M. le Procureur du roi de Bressuire, le Tribunal de Bressuire et celui de Niort déclarent de véritables *ânes bâtés* tous ceux qui ont la bonhomie d'ajouter la moindre croyance aux phénomènes du magnétisme.

Et c'est encore le moins que les personnes passent pour des imbéciles, car messieurs de Bressuire et de Niort pourraient bien les considérer comme des *escrocs*.

Et M. le Procureur du roi de Bressuire ne se fait pas tirer l'oreille pour décerner contre eux un mandat d'amener, ce qui est une manière de discuter les nouvelles découvertes, aussi péremptoire qu'une autre.

Que diable voulez-vous répondre à un logicien qui vous fait empoigner, et vous envoie en prison avec les menottes?

Nous pensions peut-être, sur la foi de rapports émanés de l'Académie royale de Médecine de Paris, et signés de ses membres les plus illustres, peut-être même sur la foi de nos yeux et de nos oreilles, que ce qu'on nomme le somnambulisme magnétique produit des effets surprenants, inexplicables, ou du moins, jusqu'à présent inexpliqués, et qui bouleversent toutes les notions scientifiques actuellement acquises.

Vous pensiez que ce qu'on appelle un magnétiseur pouvait placer ce qu'on appelle une somnambule dans un tel état physiologique et moral, que les conditions connues des facultés du corps et des facultés de l'âme sont complétement changées !

Eh bien ! vous et l'Académie royale de médecine de Paris, vous n'étiez que des bêtes et des crétins ;

C'est M. le Procureur du roi de Bressuire qui nous le déclare, ce sont messieurs les juges du tribunal de Bressuire et du tribunal de Niort qui le confirment. Ces messieurs donnent modestement leur cervelle pour la mesure de l'intelligence humaine.

Et si vous vous avisiez de n'être pas de leur sentiment, ils vous enverraient pour six mois en prison, et vous condamneraient en quinze cents francs d'amende et aux dépens, ainsi qu'ils viennent de le faire pour M. Ricard, magnétiseur, et la demoiselle Virginie Plain, somnambule.

(Journal *le Globe* du 12 avril 1843.)

On le voit, et nous terminons par ces mots les citatations précédentes :

« Il y eut de rudes journées pour le magnétisme militant !!!

» Que de fois peut-être, dans ces causes, le Magistrat hésita entre sa conscience qui voulait absoudre, et la rigueur du texte légal qui demandait la condamnation.

» Ces jours doivent être des jours épineux pour la Magistrature, toujours accessible au vrai par Tradition et par Devoir.

» Mais que pénible, dans ces luttes, doit être le rôle de Celui qui, *hiérarchiquement*, doit poursuivre une cause, afin de couvrir la jeunesse inexpérimenté, l'étourderie ou l'ambition présomptueuse de son *subordonné,* qui aspire vers un brillant avenir, laissant à Dieu et à son Procureur général, comme jadis un cardinal célèbre, de démêler la justice et la vérité.

» Je le dis par expérience et l'on peut m'en croire à ce sujet, car je sais ce qu'il en coûte :

» *Je regarde comme un devoir pour tout citoyen de respecter la chose jugée ;*

» Mais aussi, je regarde *comme un droit légitime pour tout inculpé* de garder l'espérance d'obtenir enfin justice, quand il se croit lésé dans ses droits.

« *Car la limite du droit de chacun s'arrête à la limite* » *qui marque le droit d'autrui.* »

F. DE LAMENNAIS.

(*Droits et Devoirs.*)

IV

D'UN HOMME DE LETTRES

JUGÉ PAR SES ŒUVRES

CHAPITRE IV

D'UN HOMME DE LETTRES

JUGÉ PAR SES ŒUVRES

Mais, dira quelque lecteur, en achevant la lecture de ce travail :

« Il est clair que vous n'êtes pas sorcier, même malgré vous; vous n'êtes qu'un magnétiseur et même peu ordinaire.

» Nous ne voyons plus rien de pendable dans votre affaire !

» On vous a poursuivi ! c'est vrai; mais le Tribunal a prononcé l'acquittement !

» Qu'importe d'avoir eu un procès; vous l'avez gagné, et l'opinion publique, si fort effrayante pour lavoué de Lesparre, s'est ralliée à l'opinion des juges.

» Le récit de votre procès est fort intéressant,

» Le rapport des experts assez étonnant;

» Les souvenirs des procès de M. Du Potet et de M. Ricard sont fort réjouissants :

» Vous serez jugé en appel. mais qu'avez-vous à craindre?

» Les juges de Bordeaux sont habiles à discerner le vrai, et la *magistrature assise* s'honore par-dessus tout de son indépendance et de son impartialité.

» Elle sait le vent des opinions variable, surtout en France : *Nul magistrat ne tient à voir son nom figurer dans le* **DICTIONNAIRE DES GIROUETTES**, subissant l'influence des *quatre-vents du prophète Isaïe.*

» Bon courage! lutteur, comme vous l'a écrit le *baron Du Potet!!*

» *Une seule chose nous semble inexplicable dans votre travail?*

» Quelle est donc cette feuille privilégiée pour les annonces légales, si forte dans les sous-entendus et les insinuations perfides! et dont le rédacteur semble avoir travaillé tout spécialement les cas divers qui peuvent faire intervenir le parquet du ressort? Est-il gendarme? garde champêtre? positions honorables et respectées de tous, car elles sont connues.

» Quelle est donc cette feuille, qui met quelques lignes, quand il s'agit d'une réparation et de longs articles quand elle semble chargée de préparer la notoriété publique? »

A cette question, nous répondrons au lecteur par l'article suivant publié par le journal de Soulac, deuxième année, numéro 49. — 1875.

Et le lecteur pourra juger!!!

L'Avenir de Soulac, 1875. — Deuxième année n° 49.

« En historiographe fidèle, nous ajouterons, s'il était permis de l'ignorer, que Soulac possède un organe de publicité, un véritable journal servant avec intelligence et avec esprit (ce qui ne gâte rien) les intérêts du pays et du Médoc tout entier.

» *L'Avenir de Soulac* compte bientôt un an d'exercice. Il est superflu de rappeler les services qu'il a rendus et qu'il est appelé à rendre. Demander que la reconnaissance locale et la bienveillance des lecteurs l'encouragent, n'est-ce pas un acte de justice que nous accomplissons?

» Mais on doit se dire, tout n'est pas encore pour le mieux dans la meilleure des stations balnéaires possibles.

» On a fait beaucoup; il faut faire encore davantage, *galvaniser l'esprit public.*

» VIATOR. »

« Adieu, Soulac! les voiles crépusculaires commencent à nous envelopper.

» Nous laissons Carolus réfléchir à ses amours, tandis que F. Técheney, toujours infatigable, debout comme le penseur austère sur une dune, médite un voyage en ballon pour Cordouan......

» OSCAR MÉRIC. »

Certes, le portrait est flatteur! Si l'on s'en tient au jugement de M. Viator et de M. Oscar Méric.

Mais l'opinion ne partagea peut-être guère le jugement de deux intimes parlant de leur ami commun, si tant est que Viator, Oscar Méric et F. Técheney fassent bien *trois?*

Il y eut, paraît-il, des baigneurs, peu soucieux de faire en ballon le voyage de Cordouan, sous la protection de M. le rédacteur en chef de l'*Avenir de Soulac!*

Qu'on en juge par cette page, extraite du *Carnet d'un Baigneur.*

Soulac, 4 octobre 1875.

MON CARNET.

La Prose de M. Técheney.

Un soir, sur la grève!

Or, à Soulac-les-Bains, près de l'embouchure de la Gironde, au bord de l'Atlantique, qui ne l'inspira jamais, vivait en l'an de grâce 1875, un illustre écrivain, un grand homme dans le royaume des lettres, un génie parmi les savants.

Poète par droit de naissance, portant pour armes : « *Ciseaux d'argent, éployés sur fond de gueules.* »

Mais n'écrivant jamais qu'en prose : Il dota Soulac de sa présence et d'un journal hebdomadaire, qu'il baptisa.......

L'AVENIR !!!

La présence du grand *plumitif,* réjouissante toujours pour Soulac-les-Bains, compensa quelque peu l'ennui mortel et l'effet soporifique d'une prose, infligée chaque dimanche aux malheureux lecteurs :

Car, enfin... ! il n'y a pas de choix possible :

Soulac a de l'avenir ;

Mais Soulac n'a qu'un Avenir et l'Avenir a pour ré dacteur en chef, pour directeur et gérant, pour poète à l'occasion et unique écrivain, l'illustre F. Téchency ! Donc cet homme (et chacun peut admirer l'élégance, la grâce native, le langage exquis l'urbanité et la robuste sobriété qui le caractérisent),

Donc cet Homme n'eut qu'un défaut (si défaut il y a), il n'aime pas les sorciers, les guérisseurs et les charlatans.

Sa conscience si pure et sa candeur virginale ne sauraient pactiser avec un tel rebut de la société, et, sa haine est telle que, s'il n'a pas de victimes à immoler, de sorciers à brûler, de guérisseur à poursuivre, eh bien ! il en inventera s'il le faut. Mais impossible,... impossible de se passer chaque matin d'une estocade en règle et chaque dimanche d'un article de fond, composé de six lignes, par ménagement pour ses lecteurs.

Que chacun le sache bien et se le tienne pour dit :

L'illustre F. Técheney, rédacteur en chef de *l'Avenir de Soulac*, à l'embouchure de la Gironde, au bord de l'Atlantique, qui ne saurait l'inspirer :

Ne fut jamais sorcier !

Soulac, sur la grève, 4 octobre 1875.

M. F. Técheney nous a offert si souvent l'hospitalité de ses colonnes, que nous lui devons bien à notre tour de reconnaître son concours bienveillant.

Nous sommes portés à croire que l'article Carnet d'un baigneur fut inspiré par ce qui suit : échantillon curieux de style en plein dix-neuvième siècle : « Où il ne » peut y avoir de *sots* et d'*imbéciles*, se laissant encore » jeter de la poudre aux yeux, cette poudre vînt-elle » de la plage de Soulac. »

L'AVENIR DE SOULAC

2me année, — numéro 51, — 3 octobre 1874

(2e *colonne*)

Tous les journaux de Bordeaux présents aux courses de Lesparre ont rendu compte de cette journée du 12 septembre et apprécié, suivant sa valeur cette *scène* hippique. *L'Avenir de Soulac* comme cela devait être, a, à son tour, émis son opinion et fait retomber la responsabilité sur le véritable auteur de l'insuccès de ces courses. *Inde iræ,* de là la colère du trésorier Rivet (vérificateur des poids et mesures de l'arrondissement de Lesparre), dans son journal *Le Médocain* dont il est à la fois, malgré son emploi salarié par l'Etat, le rédacteur en chef, le propriétaire-gérant, l'administrateur et l'imprimeur.

Pour se venger d'une juste appréciation, Rivet-cumul, a lancé contre *l'Avenir de Soulac* cette ruade : et *tu quoque BRUTÉ* — et toi aussi *BRUTE*. C'est à ce propos que *l'Avenir de Soulac* arrache aujourd'hui le masque du *Médocain*, trop oublieux sans doute de cette maxime : « On voit souvent une paille dans l'œil de son voisin, mais on n'aperçoit pas la poutre que l'on a dans le sien.

« F. TÉCHENEY. »

L'ANE VÊTU DE LA PEAU DU LION

De la peau du lion l'âne s'étant vêtu,
Etait craint partout à la ronde ;
Et, bien qu'animal sans vertu (1),

(1) Sans courage dans l'acception pure du mot *virtus*.

Il faisait trembler tout le monde.
Un petit bout d'oreille échappé par malheur
Découvrit la fourbe et l'erreur :
Martin (1) fit alors son office.
Ceux qui ne savaient pas la ruse et la malice,
S'étonnaient de voir que Martin
Chassât les lions du moulin.
Force gens font du bruit en France
Par qui cet apologue est rendu familier,
Un équipage cavalier
Fait les trois quarts de leur vaillance.

LAFONTAINE.

O coup imprévu...! — O coup épouvantable...! — Après un mutisme de plus de dix ans, une feuille de chou, dédaignée même des lapins, qui a l'orgueilleuse prétention de s'appeler **LE MÉDOCAIN**, a enfin rompu le silence. Pour la première fois qu'elle ose, malgré la défense de ses maîtres, faire connaître son propre style à ses rares lecteurs, elle n'a pas eu la langue ou la main heureuse, car elle leur donne un bien triste spécimen de son crétinisme.

LE MÉDOCAIN a paru lundi matin à Soulac.

La terre s'en émeut, l'air en est infecté,
Le flot qui l'apporta recule épouvanté.
Tout fuit, et sans s'armer d'un courage inutile,
Dans le temple voisin, chacun cherche un asile.

(RACINE.)

L'Océan qui, depuis déjà quelques jours, était calme, silencieux, grandiose, imposant, s'est tout à coup révolté ; ses flots mugissants et courroucés semblaient annoncer aux riverains stupéfaits son mécontentement, sa colère, son indignation !!...

(1) Martin-bâton.

Pendant que la voix de la tempête faisait entendre ses grincements aigus, sur la côte de Lesparre, au contraire, on haussait de dépit les épaules à la lecture du style bouffon, grotesque et plus qu'idiot dont le stupide journal LE MÉDOCAIN, sous la signature Rivet, était garni dans quatre colonnes et demie.

***

Rue Jean-Jacques Rousseau, un paillasse cherchait à attirer le public dans une boutique où se trouvaient entassées des brochures que les rats eux-mêmes avaient respectées. — Rivet, le grandissime Rivet, l'unique et incomparable Rivet, monté sur un tréteau, essayait, mais en vain, d'arrêter les passants pour les haranguer.

Malgré sa voix suppliante, chacun fuyait au plus vite, tant il redoutait encore dans ce langage patelin, mielleux, quelque piége, quelque embûche ou quelque botte secrète. — Il est des gens dont on ne saurait trop se méfier!!

Habitants du Médoc! Citoyens! criait-il à perdre haleine, de grâce, écoutez-moi. J'ai eu tort, c'est vrai, mais à tout péché n'y a-t-il pas miséricorde? Et le public passait outre en jetant un regard dédaigneux sur l'accoutrement de cet orateur alarmé, incompris et prêchant dans le désert.

En effet, sous un costumé de paillasse, nippe plus qu'usée dont il était affublé pour faire la parade, Rivet tenait d'une main des balances, des poids, des mesures et autres ustensiles métriques; sous le bras, il portait une férule; de l'autre main, il traînait à la remorque, la chaîne au cou, un maigre et chétif lion marchant clopin-clopant, mais dont l'air contrit et plus que sournois indiquait cependant le pitieux métier d'arlequin qu'on le contraignait de faire en échange de quelques gros sous qu'il rapportait à son maître.

Tout, dans ce roi des forêts, indiquait la servitude et l'esclavage; il était soigneusement muselé. Sur sa gueule baveuse, on lisait:

Le Médocain, — *organe élastique de l'arrondissement de Lesparre;* — sous la muselière était suspendu un bâillon, fraîchement arraché, portant cette inscription : « Tu m'appartiens — je te défends, quoiqu'il arrive, d'ouvrir la gueule, — ton mutisme continuel te fera alors considérer par tes adversaires comme un lion redoutable; — sous ce travestissement, un moindre bâillement pourrait plus que te compromettre mais te perdre à tout jamais. — Il faut éviter le plus longtemps possible que l'on entende ta voix. Il y va donc de tes intérêts de ne pas arracher ton bâillon : — silence et mystère, c'est au poids de l'or que je paie ton mutisme!!! »

***

Pitié pour ma binette! criait à tue-tête le paillasse Rivet, mais de grâce, mes chers concitoyens, écoutez-moi; je ne veux pas vous retenir longtemps, je veux me justifier.

J'ai eu tort, je le sais, je le déclare, je l'avoue, j'en conviens, mais je tiens à vous expliquer comment et pourquoi, au mépris de toutes les lois, j'ai réussi depuis si longtemps à me faire payer par l'État, mes bien *maigres* appointements de *vérificateur des Poids et Mesures* de l'arrondissement de Lesparre.

Tenez, regardez mon cou, mon pauvre cou!! il porte encore les traces de la servitude; — voyez ces bras amaigris et décrépits, ces poignets à moitié décharnés, sont-ils depuis assez longtemps liés et enchaînés? — Et mon dos, mon dos bosselé, n'y a-t-on pas assez tapé dessus? les cicatrices sont encore béantes!! Je succombe sous le poids de nombreuses charnières qu'on y a placées; mais aussi, combien je suis plus à l'aise et plus souple pour les courbettes et les génuflexions! En ai-je fait, bon Dieu, de ces courbettes, en ai-je fait!! Ma foi, ça rapporte de beaux et bons écus, et puis ça sert auprès de ses maîtres et de ses supérieurs administratifs. — La preuve, c'est que bien que l'on soit *imprimeur*, bien que l'on ait un *journal*, bien que l'on soit *courtier électoral*, on attrappe encore **1800 fr.**

par an, comme *Vérificateur des Poids et Mesures*, emploi dont on ne s'occupe qu'à temps perdu, et aussi quelquefois comme moyen d'intimidation. — Que diable, ça aide à faire bouillir le pot! — Comme, en tout cela, j'approuve ce bon monsieur Rodin, et comme il avait raison, ce bon monsieur Rodin!

On m'a reproché d'avoir été cause de l'insuccès des courses de Lesparre, il y a beaucoup de vrai là-dedans. — J'avais trop compté sur mes propres forces, alors que je ne connais rien en matière de sport. Mais la Société Hippique m'avait aveuglément honoré de sa confiance. Rassurez-vous, mes bons amis, l'année prochaine tout ira bien mieux, car l'emploi de trésorier n'étant pas rétribué, je consens à me retirer de bonne volonté. Après tout, il n'y a rien à gratter, et les emplois honorifiques, ça n'est pas fait pour moi.

Chers Concitoyens!!!... Il y a vingt ans que je suis parmi vous; j'ai tout fait, j'en conviens, pour ne pas m'attirer vos sympathies — bonnes gens! — Vous m'avez apprécié à ma juste valeur, vous avez le nez fin, vous êtes vraiment trop forts pour juger un homme de mon *poids*, et plus encore pour l'apprécier dans la *mesure* de ses *capacités*.

Ne me blâmez pas d'avoir abandonné l'humble et trop modeste métier de maître d'école de campagne. Que devais-je faire? Au bout de huit jours, mes élèves en savaient autant que moi; et puis, la carrière de l'enseignement, c'est triste et ça ne donne pas assez de profit... A Rivet, il fallait de l'or, toujours de l'or — rien que de l'or, — et j'étais taillé pour savoir m'en procurer par la flatterie. — Est-ce que tout flatteur ne vit pas aux dépens de celui qui l'écoute?

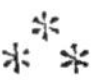

A propos, avez-vous lu, dans LE MÉDOCAIN, mon article foudroyant contre Edg. Pouget, du *Courrier de la Gironde*, Notsag. de *la Province*, et J. L. du *Journal de Bordeaux*? Ces *bêtes noires*, ces *sangliers* de la presse bordelaise, je leur ai mis un clou au nez; ils n'ont rien osé me dire dans les colonnes de leurs journaux. Je ne cherchais cependant que ce moyen pour me faire quelque peu de publicité ; ils n'ont pas mordu à l'hameçon et j'ai manqué mon coup.

Mais je me console, et je suis pleinement vengé. — J'ai *rivé* le clou à l'*Avenir de Soulac*, et pour répondre aux justes observations du *petit chroniqueur en chef* (comme il a bien su trouver l'endroit où le bât me blessait !) je lui ai consacré un très long article dans lequel j'ai déployé tout mon talent littéraire, — j'ai dévoilé la volumineuse correspondance qui lui est fréquemment adressée de tous les pays du monde civilisé — 6999 lettres en un seul jour. « Le vrai, peut quelquefois n'être pas vraisemblable. »

Tant pis pour lui, j'ai violé le secret des lettres, et tout le monde sait aujourd'hui dans le Médoc qu'il a des relations dans les cinq parties du monde, et qu'il compte partout de très nombreux abonnés.

Des abonnés... j'en aurais bien eu moi aussi, si j'avais mieux soigné mon MÉDOCAIN, mais comme je ne sers que de la douce Revalescière, comme mes colonnes ne sont que la fidèle reproduction d'articles puisés à *coups de ciseaux* dans les journaux que mes abonnés reçoivent déjà, comme enfin, il n'y a que des annonces que, par des procédés à moi, j'ai presque obligé les officiers ministériels à me remettre, on m'a peu à peu abandonné, et aujourd'hui je gagne ma petite vie en pressant sur la chanterelle, et en laissant croire que les annonces ne sont légales et valables que dans le MÉDOCAIN. — C'est un truc comme un autre, et j'ai plus d'une corde à mon arc... A quoi me serviraient les principes de ce bon Monsieur Rodin !!...

Le paillasse avait à peine achevé ces dernières paroles, que tout à coup, son teint devint livide..., ses yeux sortirent de leur orbite... lui-même chancela et tomba évanoui sur le plancher provisoire que supportaient deux tréteaux... La férule que le paillasse avait sous le bras roula à terre, tout l'arsenal des ustensiles métriques tomba avec un tel francas sur le plancher disloqué, que le pauvre animal enchaîné et qui, pendant l'allocution du paillasse avait fait un somme, fut tellement épouvanté de tout ce tapage inattendu, que, dans l'effort qu'il fit pour manifester sa crainte, son bâillon sortit de sa gueule et qu'au lieu du rugissement du lion on n'entendit, ô stupéfaction! que le cri discordant de l'âne!...

. . . .

Haro sur le baudet! crièrent tout d'une voix quelques personnes témoins involontaires de cette dernière scène. Lion empaillé!!! C'était donc toi qui depuis si longtemps t'étais rendu si redoutable!!! — Tu as assez longtemps fait le brave à nos dépens!!! — Pour la première fois que tu veux éternuer, tu dévoiles tout le mystère de ta force factice!!!

L'animal honteux, confus, consterné, eut beau prier, supplier, on le dépouilla de sa peau de lion, et âne comme avant, il regagna son logis qu'il avait depuis si longtemps abandonné. Aujourd'hui l'antre est désert.

On chercha vainement le paillasse, il avait disparu... Carolus qui croit à la métempsychose, affirme que le paillasse n'est autre que le faux lion.

D'où venait la cause de ce mélodrame inattendu?

***

O coup imprévu! O coup épouvantable! C'était *le petit chroniqueur en chef* de *l'Avenir de Soulac* qui, à son arrivée à Lesparre, avait été félicité sur la justesse avec laquelle il avait fait retomber la responsabilité sur le véritable auteur de l'insuccès des courses du 12 septembre à Lesparre.

Pardon, mes bons amis! dit, en s'approchant d'un groupe qui stationnait sur la place de la Halle, le *petit chroniqueur en chef* de *l'Avenir de Soulac*, d'où vient donc ce mouvement inaccoutumé dans la ville de Lesparre, d'ordinaire si paisible et si calme!

Eh! mon bon monsieur, répliqua aussitôt un loustic qui paraissait étranger à la localité : C'est dans la rue voisine, un mauvais paillasse de rencontre qui, traînant la chaîne au cou un lion efflanqué et à mine suspecte, faisait la parade devant des banquettes. Tout à coup le paillasse s'est évanoui et l'animal effrayé, au lieu de pousser un rugissement, s'est mis à braire; on s'est aperçu de la supercherie, et l'on a rossé vertement maître *Aliboron*. Vains efforts! on a recherché le *paradeur*, et l'on n'a plus retrouvé qu'une peau usée et de louage; dans une poche étaient deux bijoux en or, une broche de femme, une montre d'homme, avec cette inscription : SOUVENIR DE 1869. — A côté, et acquittée, la facture d'une machine à imprimer.

. . . .

Soyez indulgents pour ce pauvre hère, dit en interrompant le *petit chroniqueur en chef* de *l'Avenir de Soulac*, il aura voulu peut-être faire de l'esprit et démontrer qu'il n'était pas, *lui aussi, une brute*, et il aura oublié que :

L'esprit qu'on veut avoir, gâte celui qu'on a.

Mais, c'est contre vous qu'il a déblatéré, s'écria le groupe?

Raison de plus, pitié pour lui. Il y a des gens qui n'ont pas seulement les *pieds plats*, mais qui le sont dans toute leur personne. Ces gens-là, on les plaint, car il n'y aurait pas de mérite à les attaquer, et c'est pourquoi on peut leur appliquer ce vers :

A vaincre sans péril, on triomphe sans gloire.

Le Médocain avait bien ouvert 6998 lettres adressées à *l'organe spécial des intérêts du Médoc*, mais il avait oublié la plus intéressante, la dernière, le n° 6999, qui contenait justement le récit que nous venons de placer sous les yeux des lecteurs de l'*Avenir de Soulac*.

F. TÉCHENEY.

Que M. Técheney nous pardonne cette longue citation.

— Mais nous sommes de l'avis du baigneur de Soulac : L'*Histoire doit enregistrer les écrits des grands hommes*. Et nous voulons aider à rendre impérissable cette page de *l'Avenir de Soulac*, elle fait trop d'honneur à son rédacteur! qui voulut bien nous aider de son concours.

Il a voulu me faire connaître : à mon tour, je le présente au public.,. pour qu'il soit jugé par ses œuvres.

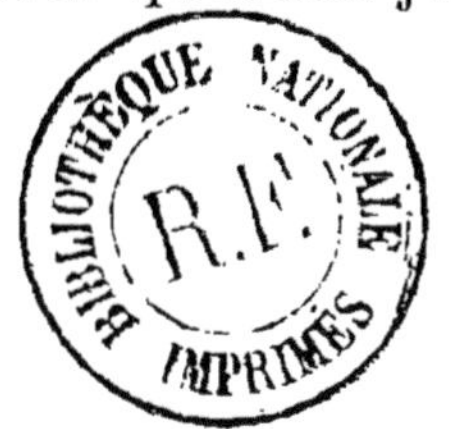

FIN

Paris, imp. Balitout, Questroy et Cᵉ, 7, rue Baillif.

UNE PAGE NOUVELLE DE MAGNÉTISME

SORCIER

MALGRÉ LUI

PAR

G. EDARD

MEMBRE DE LA SOCIÉTÉ MAGNÉTIQUE DE PARIS

Prix : 2 francs

PARIS

CHEZ L'AUTEUR, 69, RUE DES FEUILLANTINES

CHEZ GUÉRIN, LIBRAIRE

5, RUE BONAPARTE, 5

ET LES PRINCIPAUX LIBRAIRES

SOUS PRESSE

DU MÊME AUTEUR

TRIGONOMÉTRIE MAGNÉTIQUE

1°
- Le Magnétisme est-il une réalité?
- Le Magnétisme peut-il guérir?
- Mes résultats sur les hommes.
- Mes succès sur les végétaux.
- Attestations authentiques.

MES APPAREILS

2°
- Idée base de mon invention.
- Histoire.
- Description.
- Usage.
- Résultat.
- Attestations diverses.

Paris. — Typ. Balitout, Questroy et Cᵉ, 7, rue Baillif.

www.ingramcontent.com/pod-product-compliance
Ingram Content Group UK Ltd.
Pitfield, Milton Keynes, MK11 3LW, UK
UKHW020245250726
13967UKWH00004B/1522

9 782012 998643